身体的奥秘

你应该知道的生理学常识

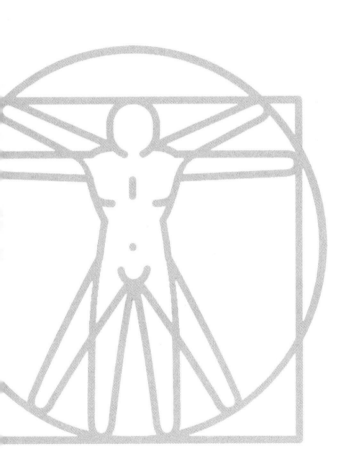

著　潘震泽

译林出版社

图书在版编目（CIP）数据

身体的奥秘：你应该知道的生理学常识/潘震泽著.—南京：译林出版社，2021.5
ISBN 978-7-5447-8427-6

Ⅰ.①身… Ⅱ.①潘… Ⅲ.①人体生理学－基本知识 Ⅳ.①R33

中国版本图书馆 CIP 数据核字（2020）第 191462 号

本书简体字版经作者独家授权，在中国大陆发行。

著作权合同登记号　图字：10-2017-520 号

身体的奥秘：你应该知道的生理学常识　潘震泽／著

责任编辑　陶泽慧
装帧设计　韦　枫
校　　对　王　敏
责任印制　单　莉

出版发行　译林出版社
地　　址　南京市湖南路 1 号 A 楼
邮　　箱　yilin@yilin.com
网　　址　www.yilin.com
市场热线　025-86633278
排　　版　南京展望文化发展有限公司
印　　刷　江苏凤凰新华印务集团有限公司
开　　本　718 毫米 × 1000 毫米　1/16
印　　张　16.25
插　　页　4
版　　次　2021 年 5 月第 1 版
印　　次　2021 年 5 月第 1 次印刷
书　　号　ISBN 978-7-5447-8427-6
定　　价　56.00 元

目　录

我的生理学启蒙（代序）

■ 潘震泽

我对生理学的启蒙甚早，那是家学渊源：家父是中学生物老师，家母教的则是护理。从小家中书柜就摆满了《博物》《生理卫生》《护理》《生物》的教科书，任我翻阅。加上我小时候体弱多病，连带对自己身体的运作产生浓厚兴趣，像血液怎么循环、食物怎么消化、肺怎么换气等，我都迫不及待地想知道，也不费什么力气就记得清清楚楚。

进入青春期后，最吸引我的当然是生殖生理的问题，包括自己身体的变化以及异性的种种。这部分的资讯，在当年初二《生理卫生》课本中有所介绍，但多数老师会跳过相关章节不上，搞得小男生小女生提起这一章，都会羞红脸，以为有什么见不得人的内容。我则是仗着家里有书，还没上课前就不知翻了多少遍。

饶是如此，该章内容除了介绍男女生殖系统的构造及青春期的变化外，对男女之事只字未提，因此我也还是懵懵懂懂，一知半解。当年刚开始有"家庭计划"的宣导，并介绍避孕套、子宫环等避孕法，我就颇为纳闷，男性的精子是怎么进到女性体内、让卵子受精的。大我两岁的哥哥比我懂得多一些，告诉我男的得把那话儿放进女的身体里才成；我觉得不通，反驳说，如果真是那样的话，男女不做那档事不就结了，还要避孕器材干吗？当然啦，再过几年等自己也"发育"了，就晓得哥哥所言不虚。

我对生理学真正的入门，还是高一修习生物学那年。当时我们刚从美国引进BSCS的新生物教材，我就读的新竹中学是生物教学示范学校，因此我们用的是实验性教材，由师大戈定邦教授翻译、台湾地区商务印书馆出版的厚厚两大册全译本，而非后来各家改写的节选本。

我发现中外教科书最大的差别，在问题的说明及解释上：中文教科书重事实、现象及定律的陈述，说明则减至最少，特例则多不提，所以都是薄薄的一本。英文教科书则由浅入深、不厌其烦地从基本观念一路延伸到结论；多数理论都有实例及验证支持，甚至也提出不同的讲法，而不只是现象陈述而已，所以多是厚厚的一大本。

读中文教科书效率高，背背重点就可以了，但也无趣得很，常知其然而不知其所以然。读英文教科书则较花时间，有时还可能忽略所谓的重点，对考试不见得有利；但一旦读进去了，则有融会贯通之感，自己也比较能说出个道理来。我当年读高中生物学课本时就有这种体认，觉得像读故事书一般，一步一步地进入生物学诸多领域之中（包括生理），也让我早早就决定了走生物医学这条路子。

我高一的生物老师是杨良平先生，刚从师大生物系毕业、服完兵役没多久，比我们大不到十岁，就像个大哥哥一般。我对杨老师上课的内容已无多少记忆，只记得他讲课时曾冒出一句："你们洗澡的时候，记得把阴茎包皮也褪下来洗洗干净，免得藏污纳垢。"印象深刻。

生物实验课本里的实验，我们几乎每样都做，从显微镜使用、观察草履虫、解剖癞蛤蟆，到唾液淀粉酶的作用等，都记忆深刻（最后一项实验要吐好多口水到试管里）。谈到解剖癞蛤蟆，可是杨老师的变通之道。为了节省购买青蛙的经费，也为了让更多人有动手的机会，杨老师说我们可以自行到野外抓癞蛤蟆使用，同时抓得多了还可以加分。于是我和几位住校同学，天黑后带个手电筒以及几个袋子，就到学校后面的十八尖山上抓癞蛤蟆去了。我们发现只要把手电筒对准呱呱叫的癞蛤蟆一照，它们就呆若木鸡，任我们手到擒来，满载而归。

那一年，杨老师看我们班有几位"可造之材"，就要我们试试看做个实验参加县级科展。他的建议是：我们可以来看看维管束植物的虹吸作用。结果我们几位同学花了一个星期天的时间，在校园及十八尖山闲逛，摘了些树枝回来，插在试管里；结果是什么也看不出来，也就不了了之。我唯一的心得是：做实验不是光凭想象就可以成功的，"土法炼钢"更是难成大器。

我大学上了台湾大学的动物学系，也就是一般生物系里的动物组（除了台大把动物与植物分成两个系外，其余师大、东海、辅仁等校都只有一个生物系）。动物系头两年学的都是传统的分类、解剖与形态学的内容，直到大三才有动物生理及生化等课程。不幸的是，教我们动物生理的老师并非生理专业出身，就只拿个陈年讲义抄黑板、念一遍、擦掉，再抄下一段，教得我兴趣索然，期末还差点不及格，也差点断送我对生理学的兴趣与前程。

所幸的是大四那年我选修了一门内分泌学，让我重拾对生理学的兴趣，也确定了我持续半生的研究方向。授课的万家茂老师后来成为我硕士班的指导老师，是真正引领我进入学术之门的恩师。内分泌学属于生理学的分支，研究的是人体两大控制系统之一，调控了体内所有其他系统，对内稳态的维持尤为重要。从内分泌系统开始，我逐步补足了对其他系统的认识，之后远赴海外选择生理学研究所深造，学成后任教阳明医学院生理学研究所近二十年，就不在此细表了。

* * *

一般人看到生理一词，大概会想到中学的生理卫生课，以及生理反应一词；只不过多数人想到的可能是生殖系统与性反应，而忘了从呼吸到循环、消化到排泄，以及感觉到运动，都属于生理的范畴。生理是人体内一切活动的总称，研究这些活动的学问，就是生理学的内容。

人类对自己身体运作的好奇，大概自打人有意识起就存在，只不过在现代科学兴起前，人类社会对生理的许多想法，是臆测多于实证，由此衍生而出的医疗以及养生之道，大多是想当然耳，经不起考验。现代生理学于19世纪中叶才脱离以观察描述为主的解剖学，独立发展成熟，至今还不到两百年光景。

生理学一开始就属于实证科学，也就是靠实验来验实的学问；一路靠着化学与物理等学问的进步，实验方法也不断精进，探讨的层面则不断深入，从系统、器官、组织、细胞一路往下，最终抵达分子的层次。从生理学衍生而出的生化学、免疫学以及分子生物学等，都是为了更好地解释人体运作的原理，进而应用在临床医疗上。

本书缘起，是在2009年应陈颖青先生之邀，为他主持的猫头鹰出版社撰写一本"生理问题集"类型的书。为此，我在博客征询读者意见并收集问题，作为写书的依据。只不过写到后来，我发现单纯回答问题只能提供支离破碎的资讯，难以让读者对生理学有完整的认识，也未能达成我的初衷。

于是，我把全书按生理系统分成十章，头尾加入总论及病理两章；同时在每章开头加入各系统运作方式的简介，然后将36则问答按系统分类穿插其中。如此一来，整本书就变得完整许多，相当于人体生理学的简明入门读物，也更符合我当初的期望。

阅读本书，不一定非要从头读起，可以从任何一个你感兴趣的章节及问题开始；只不过科普书不可避免地会出现许多专有名词，也跳脱不开一些理论与观念，因此不可能像阅读小说般轻松愉快。但只要克服了"文字障"与"观念障"，读者将能领略身体运作的真实情况，所谓的奥秘就会不再如是神秘；对于日常的养生之道，以及面对疾病的态度，也将会变得有所不同。

现代社会在食物供应、环境卫生以及疫苗接种等各方面的进步下，人类平均寿命不断提高，活到七八十岁已不再稀罕。只不过人类少了传染病的威胁,却面临另一批慢性病的来袭,从高血压、糖尿病、心血管疾病(心脏病和中风)、癌症,到各种神经退化疾病(阿尔茨海默病、帕金森氏病)不等。这些疾病多属于生活习惯病,也就是日积月累造成的,因此这些疾病很少在五六十岁以前出现(除非是先天缺陷)。许多人年轻时仗着"身体好",滥用了身体而不自知,等到病征出现,才赶紧补救;至于能否完全康复,就因人而异了。

现代人从小到大,都听过及看过无数有关饮食、健身、养生以及治病的门道;有些人对某些说法照单全收,甚至广为宣传;有些人虽有怀疑,但说不出问题何在,也无从驳斥。如果是一般的饮食养生之道,相信与否可能无伤大雅;但要是吃错药,就可能损害身体器官,甚或延误医疗,导致病情恶化,那就不是小事。因此,对自己身体的运作多一份了解,就会对夸大不实的资讯多一份免疫力。这是我撰写这本小书的初衷,也希望能带给读者一点助益。

2019年2月14日

于美国密歇根州特洛伊市

第一章

人体生理的奥秘

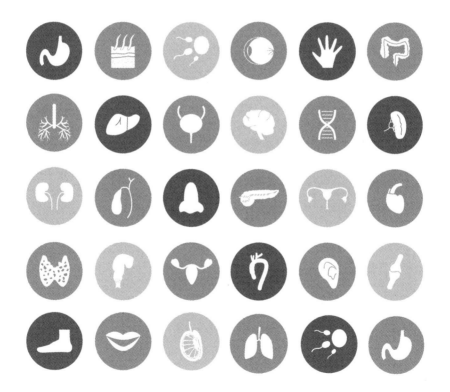

生命的道理——什么是生理学？

"生理学"是英文physiology的译名，由physio-及-logy两个词根组成，本义是"研究自然的学问"，与物理学（physics）有相同的词源，后来衍生成"研究生物及其组成如何运作的学问"。当初将physiology译成"生理学"的先贤，可是相当高明，因为"生理"除了有"生计"与"活路"的意思外，还可以拆解成"生之理"，也就是"生命的道理"（the logic of life），十分贴近physiology的本意。

中文"生理"一词，出自魏晋竹林七贤嵇康（223—262 AD）的《养生论》一文。嵇康是这么写的："形恃神以立，神须形以存，悟生理之易失，知一过之害生。"翻成白话文是："形体需要靠精神的支撑，精神则有赖形体而存在；人要晓得生存之道非常容易失去，只要有一样过失，就可能对生命造成伤害。"这句话里头的"生理"一词，接近"生存之道"，而非"生命之理"，只不过两者的界线不是那么清楚，转借也无妨。

那究竟什么是"生命之理"呢？要回答这个问题，我们得先从"生命是什么"这个问题着手，才可能有真正地了解。

多数人谈到生命，总受到"人"的本位主义影响，以为活着就是有知觉、有思想，能吃、能拉、能动、能睡，却不见得想到，世间多的是不会自己移动，也不见得会思考，却符合生命要求的生物。如果我们往细处看，最简单的生物是单细胞生物，它们会吸收能源，进行新陈代谢、排泄、生长、生殖等任务，并适应环境变化，这些也就成为生命的基本要求。

单细胞生物的好处，是家里"人口"简单，一人吃饱了全家也就饱了；同时，一个细胞最多就那么丁点大（直径在几个微米，亦即10^{-6}米，肉眼全不可见），养分废物的运输靠单纯的分子扩散就绰绰有余，不需要什么特别的系统帮忙。然而，对多细胞生物而言，事情就不那么简单了。

19世纪的科学家已经知道，体积再怎么巨大的动植物，都是由一个个小细胞堆积而成，这也就是所谓的"细胞理论"。人全身上下由几十兆个细胞组成，每个细胞都有能源、代谢以及排泄的需求，与单细胞生物无异；只不过人体细胞还多了分化这一层，各有不同形状，负责不同功能。再来，形状与功能相同的细胞会聚集成组织，各种组织再形成器官，不同器官又链接成系统，分别负责传讯、循环、呼吸、消化、泌尿、运动、防御及生殖等功能，如此也才形成完整的人体。

相对于"一人饱全家饱"的单细胞生物而言，人体这种多细胞生物的负担，要大上太多，得养活几十兆"人口"。不过人体每个细胞也都没闲着，套句大仲马的小说《三剑客》里国王火枪队的座右铭"人人为我，我为人人"（one for all and all for one），那也正是人体细胞的写照：每个细胞都为整个人体的存活尽份心力，而整个人体也照顾了每个细胞的生存。

至于这一点又是怎么办到的，就成了生理学这门学问的内容。举凡多细胞生物的传讯、循环、呼吸、消化、泌尿、运动、防御以及生殖等功能，都属于生理学家感兴趣并想办法了解的问题，也是本书想要介绍给读者的内容。

Q 什么是最小的多细胞生物？在单细胞生物演化成多细胞生物的过程中，是否有空档？

A 世上生物若以数量计，单细胞微生物可是遥遥领先，但以种类计，却不见得比多细胞生物多。地球生命的出现，由简入繁；问题是：单细胞生物活得好好的，为什么要结合成多细胞生物？最小的多细胞生物是哪一种？为什么没有由两三个细胞组成的多细胞生物？

从化石里发现的最古老生物，是类似今日细菌一般的原核（缺细胞核膜）单细胞生物，时间约在三十五亿年前。接下来才是有细胞核膜的真核单细胞生物，时间约在十亿到二十亿年前。事实上，真核生物细胞内的线粒体及叶绿体，即来自共生的原核生物；因此单细胞真核生物已经算是变相的"多"细胞生物了。

在形成真正的多细胞生物之前，单细胞生物早已能形成群落；只不过这种群落就算细胞数目再多，体积再大，其中成员要是没有分化，就算不得真正的多细胞生物。好比许多微生物会在人体牙齿、肠道、泌尿道，以及水管、溪石表面形成生物膜 (biofilm) 的构造，由细胞分泌的细胞外基质相连，数目可达数百万。这种生物膜可对抗消毒水、抗生素以及吞噬细胞的侵害，要比单独行动的细菌更能在恶劣的环境下存活。只不过生物膜最终仍会解体，释放出其中个别的微生物，让其恢复自由之身。所以说生物膜只是单细胞微生物可能存在的形式之一，算不得多细胞生物。

至于最简单的多细胞生物，据信是属于扁盘动物门 (Placozoa) 的丝盘虫 (Trichoplax)。这种生物基本上只有三层细胞 (包括四种类型)，由上下两层表皮细胞加上中间类似结缔组织的细胞组成，但细胞总数达数千。感觉上，丝盘虫与组成群落的团藻 (Volvox) 类似，都属于原始的多细胞生物，其中细胞只有简单的分化。

目前所知细胞数最少的多细胞生物，可能是秀丽隐杆线虫 (C. elegans) 这种生活在土里的圆虫。成年线虫体内只有959个细胞 (生殖细胞除外)，其中包括302个神经细胞，此外还有肌肉细胞、消化系统及排泄系统，可谓麻雀虽小，五脏俱全 (唯一缺的是循环系统)。

真正的多细胞生物，其组成细胞已失去独立存活的能力，而与整体生死与共，永不分离。对个别细胞而言，这可是做了莫大的牺牲，但也享受了"人人为我，我为人人"的好处。多细胞生物经由分化,让有些细胞负责吸收外界养分,有些负责排泄废物,还有些负责输送物质、移动身体、抵御外侮及繁殖子代等,要是只有少数几个细胞,就用不上这许多系统。所以说,自然界看不到由个位数或两位数的细胞形成的多细胞生物,是没那个需要及好处,而非有什么空档。

细胞构造

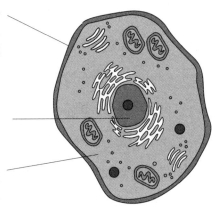

细胞膜
细胞最外层,构造为双层磷脂膜,可控制物质进出细胞;具有膜蛋白,可辨认、侦测细胞表面的信息。

细胞核
外有核膜,内有遗传物质DNA。

细胞质
含有内质网、高尔基体、线粒体、核糖体、溶小体、分泌小泡等胞器与胞液。

 人体细胞有多少种?差异为什么那么大?为什么脂肪细胞容易变大变多,脑细胞却不会?

 生命是地球上最宝贵又奇妙的东西,生命形式的多样化也让人匪夷所思;但无论生命看来有多么复杂及与众不同,其基本构造却大同小异，都是由细胞所组成。

生命的源起早已湮没在亿万年历史当中，大概永远也难以让人窥知全貌；但可以确定的是，由一圈脂质薄膜将一些可自我复制的分子包裹起来的构造，是地球所有现存生命的始祖，那也是类似细菌的单细胞生物。

如前文所述，生物从单细胞结合成多细胞，绝对有适应生存的好处。像人体由一个受精卵开始发育，经过十多年时间、无数次细胞分裂及分化的过程，最后形成由50兆（$5×10^{13}$）左右细胞组成的个体。人体细胞数虽多，但可大致分为四种：表皮细胞、神经细胞、肌肉细胞与结缔组织细胞，往下又可再做细分，如扁平或柱状表皮细胞、单极或多极神经元、横纹或平滑肌，以及脂肪、骨骼与血细胞等结缔组织细胞。

除了经减数分裂产生的生殖细胞外，人体每个细胞的细胞核里，都携带了相同的23对染色体，以及染色体上30亿对碱基的排序。因此，不同种类的体细胞之所以不同，不是因为基因组成有什么不同，而是由于基因表达的差异。不同基因在不同细胞、不同时期发挥作用，制造出特定构造与功能的蛋白质，也就造成了具有不同形态与功能的细胞；这个过程称为"细胞分化"（differentiation）。

受精卵最早分裂形成的胚胎细胞，具有分化成所有种类细胞的能力，故此称为"全能干细胞"（totipotent stem cell）。之后，这种全能细胞逐渐失去该能力，变成"多能干细胞"(pluripotent stem cell) 及 / 或"单能干细胞"(unipotent stem cell)，甚至完全失去再生与分化的能力。至于干细胞如何分化成体内各种细胞的详细机制，目前仍是生物学里最大的奥秘之一。

因此，体内各种细胞的不同，也就在于其中基因的表达不同，而造成了不同的形态与功能。像脂肪细胞里富含贮藏脂质的颗粒，可以不断扩充，直到撑满细胞质里大多数的空间，成为一个圆球形为止；神经细胞的形状则属不规则，一头有许多的突起分支，好接收其他神经细胞传来的信息，另一头则伸出细长的管线，以传送信息给其他的细胞。

分化完全的脂肪细胞仍保持部分增生 (也就是细胞分裂) 的能力，神经细胞则大幅丧失这种能力；其理由可能是神经细胞担负着记忆的功能，不应轻易更动。但近年来发现，还是有一些脑区的神经细胞具有复制增生的能力 (也就是拥有一些单能干细胞)，不像前人所认定的那么死板。

近年来干细胞研究的最大进展，就是利用各种方法来改变已分化体细胞 (如表皮细胞) 里几个基因的表现，可让细胞去分化 (de-differentiation)，回复到较为原始的多功能干细胞状态，然后再诱导其分化成其他种类型的细胞。如果这种做法臻于成熟的话，那么有朝一日，脂肪细胞与脑细胞将可能互相转变，两者之间的差异也就不如表面上那么大了。

人体细胞主要分成四种

① 表皮细胞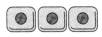

② 神经细胞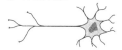

③ 肌肉细胞

④ 结缔组织细胞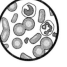

软骨细胞　　脂肪细胞　　血细胞　　纤维母细胞

躯体的智慧——恒定的力量

一以贯之的生理学中心思想

1940年底，以提出"战斗或逃跑反应""躯体的智慧""内稳态"等观念而知名于世的哈佛大学生理学教授沃尔特·坎农（Walter B. Cannon，1871—1945），以即将卸任会长的身份在美国科学促进会（AAAS）年会中发表演说。坎农的讲题是"人体生理与政治体制"（The Body Physiologic and the Body Politic），他把人体比喻成社会；因此，生理之于人体，就等于政治之于社会。

任何模拟，都有它的好处，也有其限制。人体由亿万细胞组成，一如社会由千万人组成；人体细胞无法脱离个体而存活，一如现代人难以自绝于社会而独立生存；人体细胞经分化后就谨守岗位，各司其职，不再改变身份，以至于死，一如人在社会中各尽所能，各取所需；要是有细胞不安本分，任意复制并在全身乱窜，则将危及个体生存，一如人类社会不遵守法制的反社会人物，也会造成社会动荡不安。

人类社会的安定，从自发性的道德规范，到强制性的法令规章，都有赖社会成员的遵守，或是执法者的行使公权力。至于人体这个由细胞组成的小型"社会"，如何运作及维持稳定，可是困扰了东西方智者达数千年之久；前人提出过生命力、气血体液，或阴阳五行生克之道，来解释身体的运作，只不过都是想象重于事实，经不起验证。一直要到19世纪中叶，法国生理学家克洛德·贝尔纳（Claude Bernard，1813—1878）才对人体的运作提出合理的解释。

贝尔纳的创见，是提出"内环境"这个观念。所谓内环境，指的是环绕在体内所有细胞外围的液体，又称为"细胞外液"；除了与细胞直接接触的组织间液外，在血管及淋巴管内流动的血液及淋巴液也包含其中。无论多细胞生物所处的外在环境如何变化，只要这个内在环境的温度、渗透压、酸碱值、养分、氧分压等维持稳定，每个身体细胞就都能生存，个体也就得以活着。

晓得了这一层，生物体内绝大多数的生理功能也就有了意义。譬如消化与呼吸系统负责把养分与氧带入体内，并连同泌尿系统将不用的废物排出体外，循环系统把各种物质送往全身各处，皮肤与免疫系统负责防御外侮，神经与内分泌系统则整合上述所有系统。

这些生理功能的终极目的，自然是维持个体的存活，但它们真正进行的工作，则是维持细胞外液这个内在环境的稳定，让体内每个细胞都活得健康。1926年，坎农根据拉丁文词根铸造了"内稳态"（homeostasis）这个名词，来描述这个现象；八十多年来，内稳态已成了生理学当中一以贯之的中心思想。任何人只要了解内稳态的真谛，也就对生理的运作有了正确的认识。

动态的平衡

我们看到"内稳态"一词，难免想到恒常安定的状态，事实上，身体的内在环境可是瞬息万变，随时处于更新状态，而非毫无动静的一潭死水；宋儒朱熹的诗句"问渠哪得清如许，为有源头活水来"，就相当贴切地描述了恒定状态。

以体温为例：人体表面不断有热量流失到周遭的空气当中（由温差造成），新的热能也源源不绝地从每个细胞产生（尤以某些内脏组织及运动中的肌肉为最），由血液循环在全身散布，如此人体温度才能维持在37摄氏度左右，不会直往下掉。

再以血液中葡萄糖（血糖）浓度为例：体内每个细胞随时都需要从血液中吸取葡萄糖，以供维生之需，因而造成血糖浓度的不断下降；同时，血液也从消化道（用餐后三四个小时内）、肝脏、脂肪、肌肉（用餐四小时后）等器官，不断取得新鲜葡萄糖供应，因此血糖浓度也得以维持在5毫摩尔/升上下。

类似体温与血糖这种体内变数的例子还有很多，像血液的酸碱值

（7.4），氧分压（100 毫米汞柱，由溶于动脉血的氧含量造成），渗透压（300 毫渗透摩尔），与各种离子（钠、钾、钙等），养分（脂肪酸、氨基酸等），废物（例如尿素）以及激素（有上百种之多）的浓度都是；此外诸如血压（120/70 毫米汞柱）、心跳，甚至体重，都属于受内稳态控制的变量。这些变量的共同特征，就是不断地在某个设定值上下波动，而不是完全固定不变。因此，内稳态属于"动态"而不是"静态"的平衡。

事实上，许多人造的自动控制系统，都有人体稳态平衡系统的影子，譬如室内的恒温装置，就与体温控制类似。当我们在恒温器上设定好温度，只要室温高过该设定值，冷气就会自动开启，降低室温；等到室温降到了设定点，冷气也就自动关上。温带与寒带地区的暖气控制，也是一样，只不过冷气机换成了暖气机。

当然，身体的产热与散热，以及冷气暖气的开与关，靠的都不是什么心电感应，而是经由温度传感器在察知温度偏离设定点后，发出讯号进行的控制作用。由该讯号引发的机制，会让上升的温度下降，或是低落的温度回升；这种控制模式通称为"负反馈"。

因此，任何稳态平衡控制系统，都有几个必要的组成，像是能侦测变量变化的传感器、能调节设定值的整合器，以及能造成变量改变的作用器等。此外，传感器与整合器之间，以及整合器与作用器之间，还需要有传递信息的装置，缺一不可。

以人体而言，传感器包括分布全身的各式各样的感觉接受器；整合器以神经细胞与内分泌细胞为主；作用器包括肌肉与内外分泌腺体；传讯装置则以神经与血液循环为主。

因此，所谓健康，就是体内大多数的稳态平衡控制系统运作正常；所谓生病，也就是某些系统出了问题，无法完善控制。人从生到死，无时无刻不受到环境变化、创伤、感染、基因突变等内外冲击，人体也随时进行因应；除非冲击过猛过大，人体稳态平衡控制系统一般都承受得起长期及反复的压力刺激，而不至于生病。直到天年将届，问题才会逐渐呈现。要是年纪尚轻，身体就出了问题，除了先天遗传因素、感染病原体及受伤等因素外，多数是由于生活及饮食习惯不佳所引起，那自然是可以避免的。

失落的平衡

有则关于工程师的笑话，是说某民航机在飞行途中，引擎逐一失灵；机上有位工程师不断计算出飞机将延误抵达的时间，要其他乘客放心。等到四个引擎全部停摆，飞机开始往下掉时，该工程师还在计算，以致遭人讥笑。

上述笑话斧凿痕迹甚重，显然是刻意编撰来挖苦工程师的死板不知变通；但其中有点倒是不假：工程师在设计飞机、汽车、建筑或桥梁等与人身安全有关物件时，都有过度设计的情形。如笑话中所言，飞机就算只剩一个引擎在运转，还是可以设法安全降落；至于道路、桥梁、房屋等建筑尽量采用高安全系数，就更不用说了。

同样的观念，也适用于人体。人身上好些器官，譬如肺、肝、肾、性腺等，都有备份；就算少了一个或一部分，人还能活得好好的。至于只有独一份的器官，比如脑、心、胃肠道等，也都有相当大的储备缓冲功能，经得起部分损伤或功能下降，而不致危及性命。

在此举几个例子：因中风或脑瘤而伤及某些脑区的病人，手术后通常能够恢复大部分的脑部功能；局部冠状动脉阻塞，导致部分心肌梗死（俗称心脏病）的病人，只要抢救得宜，也都能存活并恢复健康。至于因各种理由切除部分消化或生殖管道的病人，更不会因此致命，这些都显示出人体构造的强韧。

话虽如此，设计再怎么完善的机械或建筑，碰上超乎寻常的外力，仍免不了损坏或倒塌；如果再加上年久失修，更是免不了出问题；这个道理，自然也适用于人体。比起人造物件来，人体还有项优势，就是身体组织拥有自行修补及更新的能力，这是靠活细胞的复制与适应所成就的。许多人肆意滥用身体这项功能，抽烟、喝酒、嗑药、纵欲、熬夜样样都来，以为休息过后，一切就会复原；等到身体储备功能给消耗得差不多了，毛病自然一一浮现。

人体的稳态平衡控制系统还有几项特性，值得一提；其中之一是许多设定点都可能改变，像是体温、血压、血糖血脂浓度以及体重等。除了体温外，其余的设定值发生改变（通常是升高）后，就不一定能够回复；身体在不正常的设定点下运作，将承受更大压力，时间长了也更容易出毛病。

其次，身体会依轻重缓急，优先维持某些变量的稳态平衡，而牺牲一些较不重要的，比如周边循环、消化与生殖功能。许多人未能认清此点，而让身体长期处于失衡状态，终究也是要生大病的。

坎农把体内稳态平衡控制系统称为"躯体的智慧"，十分贴切；问题是有再大的智慧，也经不起长年累月的滥用。许多人非要等到身体出了问题，才心生恐惧，想要用药物补救；这就好比孟子所说的"七年之病，求三年之艾"，只怕到时缓不应急，悔之已晚。

第二章

分子生理学

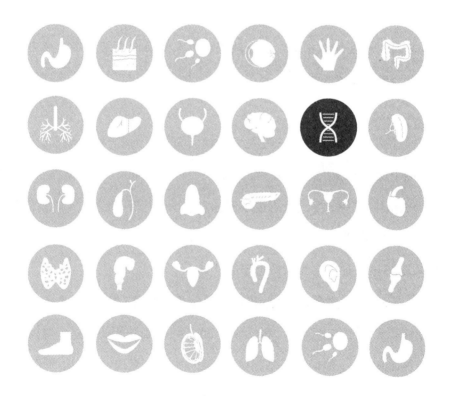

遗传的秘密——什么是基因？

基因到底是什么东西？它会做哪些事？基因突变是为了适应天择，还是会加速人体毁灭呢？

"基因"这个名词，早已进入了一般人的常用词汇，譬如我们会说某人遗传了父（母）亲的身高基因，某家族拥有长寿基因，或是某人带有某种疾病基因，等等；报纸杂志也不时出现什么"肥胖基因""冒险基因"，甚或"偷情基因"之类的报道。但基因究竟是什么，一般人却不一定说得清楚，更不见得知道它如何产生作用。

首先，基因是遗传的单位，也就是决定生物特征（像肤色、身高、血型等），并能代代相传的因子。科学家于20世纪初刚开始使用这个名词时，只有个概念而已；他们对于基因位于何处、由什么组成，以及如何运作等问题，几乎全然不知。

一直要到20世纪中叶，科学家才确定基因位于细胞核里的染色体上，而且是由染色体中的脱氧核糖核酸（DNA）而非蛋白质分子所携带。接下来，沃森与克里克二人于1953年解开DNA的构造，是两条互补的核苷酸聚合物所形成的双螺旋链。至此，科学家才算真正晓得基因是什么，基因研究也才正式得以展开，并出现了"分子生物学"这门学问。

DNA分子是生物储藏基因信息的所在，它比较接近以文字记录的操作手册，而非什么建筑蓝图。同时，DNA本身不是细胞里真正做事的家伙，蛋白质才是。因此，DNA上头的基因，其实是携带了制造蛋白质的信息；基因要能发挥作用，还得"表达"成蛋白质才行。

DNA及蛋白质都是大分子聚合物：DNA的基本单位是核苷酸，蛋白质的则是氨基酸。核苷酸由核糖、磷酸根以及被称为碱基的含氮化合物组成。核苷酸上头的碱基有好几种，分别以A、T、C、G等字母为代表；每三个相连核苷酸的碱基排列顺序，就指定了一种氨基酸。因此，一段DNA的核苷酸碱基序列，也就决定了一条蛋白质的氨基酸序列，该段DNA序列也就称为一个基因。据估计，人类染色体上所有基因（基因组）的总数在25000个左右。

细胞在分裂前，DNA会先进行复制，好让子细胞各拥有一套完整的基因组。DNA的复制方式是将互补的双螺旋链解开，把两条核苷酸链都当成模板，接上带有互补碱基的核苷酸，最后形成两条一模一样的双螺旋链，分别进入子细胞当中。

人类的23对染色体上共有30亿个碱基对，要全部复制一遍可是大工程，但对快速生长及更新的细胞而言，却是家常便饭，它们可在短短30

分钟内完成一次分裂。在复制过程中,新合成的DNA序列难免出点差错,小至单个核苷酸遭到替换,大至一整段序列遭到删除或重复,中间则有各式各样的变异,这些也就是所谓的"基因突变"。

基本上,基因突变是随机出现的,而不是为了特殊的目的;因此,基因突变以适应天择的说法是错误的。同时,基因发生突变而制造出不完整或有缺陷的蛋白质,对生物而言通常都是有害的;但大多数单核苷酸突变对蛋白质的结构影响不大,也就没有什么显著的作用。只有极少数突变才对生物有些好处,或是在环境突然出现改变、对生物造成压力时,才显现出优势来。

基因组里最常见的DNA突变,出现在单核苷酸的替换,科学家称之为"单核苷酸多态性"(single nucleotide polymorphism, SNP)。随便找

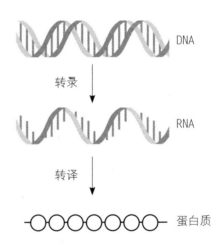

基因表现
DNA的核苷酸碱基序列会先在细胞核中转录成RNA,RNA移动到细胞质后,再转译出氨基酸序列,经过加工折叠后,成为蛋白质。

两个人来,比较他们的基因组序列,就可能发现多达300万个单核苷酸变异;但以整个基因组30亿对的核苷酸而言,那只占了0.1%,其余99.9%的核苷酸序列还是相同的。因此,由那0.1%的差异,就造成了"人之不同,各如其面"的种族及个体差异,也成为天择的作用点,促成人类(包括所有生物)的演化;但骨子里,地球上几十亿人都还属于同一物种。

Q 为什么父母都很矮,却会生出比他们高的孩子?

A 身高体型会受遗传影响,几乎是常识,也是人类择偶与动物育种的根据之一;找对象挑高个子,属于最常见的"改良品种"举动。

人类拥有23对染色体,每一对当中的两条染色体结构相同,分别来自父母双方,称为同源染色体;因此人体细胞中每个基因都成对存在,称为对偶基因(唯一的例外是位于性染色体上的基因,因为多数X染色体上的基因,Y染色体没有)。一般而言,子女会表现出父母当中之一的特征,有时还可能出现隔代的特征;那是因为有些祖父母的基因传给子代又传给了孙代,但在父母身上表现不明显,却在孙辈身上突显出来。

然而人体许多特征,都不只是受单一基因的控制,所以不属于单纯的显性或隐性特征，而属于多基因（polygenic）甚至多因子（multifactorial）所控制的特征，身高就是个明显的例子。

人类23对染色体上拥有两万多对左右基因，每对基因都可能有显性＋显性、隐性＋隐性，以及显性＋隐性三种组合的基因型。如果某个特征有两个基因参与控制，其基因型就有九种组合，三个基因则有27种。因此，有越多基因参与的人体特征，其基因排列组合的数目会呈指数级增长，表现出来的特征变异也就越繁复。所以，子女的身高与父母有所不同，是常态，而非特例。

除了先天决定的基因组成外，身高还受到营养、疾病、寄生虫、药物以及压力等环境因子影响，所以又称为多因子控制特征。就算基因组成相同或类似的两个人，如在不同的环境中成长，身高也可能有所不同。近几世纪来，多数人类社会的平均身高与平均寿命都不断增加，显然是由营养、医药及公卫等方面的进步所造成，而不见得是基因出现了改变。

人从小到大，有三个快速生长期：一在娘胎，一在婴幼儿期，另一个则是青春期。这三个阶段，都受到不同的激素及生长因子控制；这些激素与生长因子，都是基因产物，这也是基因影响身高的直接作用方式。

以控制生长的激素而言，由脑垂体分泌的生长激素、甲状腺分泌的甲状腺素、胰脏分泌的胰岛素，以及性腺分泌的男女性激素等，是最重要的一些；少了任何一种，身体都无法生长完全。

以生长激素为例，幼年期分泌过多或过少，会分别造成巨人症与侏儒症；成年后分泌过多则造成肢端肥大症。婴幼儿甲状腺素分泌不足（包括在娘胎时），会导致呆小症，不但长不高，智力发展也受损。青春期间性腺激素的大量分泌，会让青少年出现一段快速成长期，个头突然拔高；但性腺激素也会让大腿骨及小腿骨增长的生长板闭合，导致增长中止。因此，早发育的青少年反而长不高，理由就在此。

最后，充足的睡眠有助身体生长也是公认的事实；除了人在睡眠时身体能量消耗低，多余能量可用于生长外，还有另一个可能的因素，就是睡眠会刺激生长激素的分泌，因此睡眠对生长具有双重的好处。成长中的青少年不应经常熬夜，是有道理的。

第二节
你不可不知的蛋白质

这也是蛋白质，那也是蛋白质，明明都是蛋白质，为什么在性状、颜色、机能上有那么大差异？蛋白质由什么组成？如何生成？其差异又由什么决定？

前一节已然提到，DNA分子虽然携带了遗传信息：基因，但DNA必须转译成蛋白质，才能发挥作用。DNA当中的核苷酸碱基序列，就决定了组成蛋白质的氨基酸序列。

人类基因组里有20000—25000个基因，理论上绝大部分基因都负责了一种蛋白质的生成，但同属一个基因的DNA序列还可做不同的组合，因此可生成不止一种蛋白质。据估计，人体可生成10万种不同的蛋白质。

DNA使用的核苷酸碱基只有四种，以三个碱基一组做排列，共有64

种组合（4×4×4），而蛋白质的基本建材氨基酸则有20种之多（理论上氨基酸的种类是无限的，但绝大多数地球生物只使用了其中20种）；再者，具有功能的蛋白质可由少至三个氨基酸到多达数万个氨基酸组成，因此，蛋白质的可能种类也是天文数字。

蛋白质的复杂，还不只是最基本的氨基酸组成与排列的不同而已，蛋白质还会根据不同氨基酸的特性，形成各式各样的次级与三级的构造变化，也就是由氨基酸分子间形成的氢键、共价键等化学链接，使得线形的氨基酸链出现各种弯折，而产生不同的立体构造。再进一步，多个相同或不同的蛋白质单位还可以彼此聚集起来，形成更大的聚合物，像肌肉、毛发等构造，都是这样的四级结构产物。

蛋白质在生物细胞里扮演着建材、运动器、催化剂、传讯者、接受器、防卫武器以及能源分子等不同角色，也可看出蛋白质的多才多艺。举几个简单的例子，我们熟悉的毛发、肌肉、酶、激素、抗体等，大多是由蛋白质组成；支撑细胞的纤维骨架、细胞间的结缔组织、血浆的主要组成、红细胞里的血红素等，也都是蛋白质。当然，蛋白质中文译名的源头——蛋白（蛋清），主成分也是蛋白质。人体除去了占体重将近2/3的水分外，剩下最多的分子就是蛋白质。

对一般人来说最切身的蛋白质，要算食物里的蛋白质了。不论来自动物还是植物的蛋白质（前者以肉类为大宗，后者是种子类），都味道鲜美（氨基酸里的谷氨酸，就是味精的成分），也是美食的重要组成，能量的主要来源之一。

更重要的一点是，人体细胞只能自行合成12种氨基酸，其余八种必须从食物中取得，因此称为必需氨基酸。肉类属于完全蛋白质，带有人体所需的所有氨基酸，植物则否；因此，素食者必须从多种植物种子的组合中（比如玉米加大豆），取得完整的必需氨基酸。

蛋白质还有许多不为人知的功能，譬如在每个细胞的细胞膜上，都

蛋白质结构

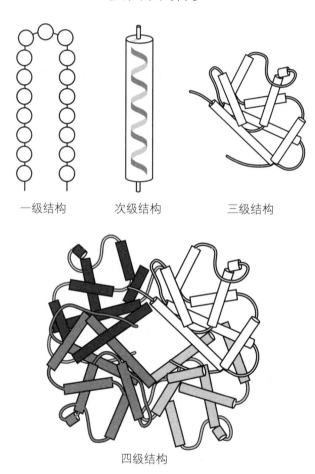

一级结构　　　　　　次级结构　　　　　　三级结构

四级结构

布满了许多的蛋白质,其中有的作为信息传递分子的受体,有的作为离子的通道,有的是主动运输的泵,还有的则是作为细胞自身的标签,供免疫细胞分辨敌我之需。可别小看了这些鲜为人知的蛋白质分子,少了它们,细胞就不能维持正常,人体自然也不能存活。

因此,蛋白质的原文protein,有"主要"(prime)及"原始"(proto)的意义,可谓名副其实,重要无比。

 明明牛肉都煮熟了,为什么吃下去还会得疯牛病呢?由朊病毒引起的疾病有哪些?为什么?

朊病毒是英文prion的翻译,prion是"蛋白质感染因子"(proteinaceous infectious particle)的英文缩写(加上"电子"、"中子"英文词的词尾-on),由朊病毒的发现人斯坦利·布鲁希纳(Stanley Prusiner, 1942—   )命名(同他的姓氏发音有几分相似);布鲁希纳因此发现获颁1997年的诺贝尔生理学或医学奖。

朊病毒是种蛋白质,而且是多数生物体内都有的蛋白质,但其正常功能仍然未知。已知不正常折叠的朊病毒难以分解,并会在神经细胞里堆积,造成细胞损伤,从而引发各种感觉、运动及认知功能失常的疾病,最后会导致个体死亡。

归入朊病毒病的疾病有偶发、遗传及传染三种不同形式的发病机制。偶发型属于随机发生，但概率极低，像偶发型"克雅病"(Creutzfeldt-Jacob disease, CJD) 的发病率约是百万分之一。至于遗传型可拿"致死性家族失眠症"(fatal familial insomnia, FFI) 为代表；FFI 是种罕见的疾病，全球只有 40 个左右的家族病例，却是显性遗传疾病，且致死率几乎是百分之百。

传染型朊病毒病以绵羊痒病 (scrapie)、牛海绵状脑病 (bovine spongiform encephalopathy, BSE) 以及鹿的慢性消耗病 (chronic wasting disease) 最出名。基本上，这些动物朊病毒病的流行，大多是人为造成的，像畜牧业者或猎人为了加速动物生长，拿含有动物性蛋白质的饲料喂食这些动物，而造成病原体的散播。

至于人的传染型朊病毒病，则以 20 世纪 50 年代发生在新几内亚佛瑞族土著的库鲁病 (kuru disease) 最出名；那显然是由该族早先分食去世亲人带有变异的朊病毒的尸体的习俗所造成，改变习俗后则不复见。同时该病也只局限于当地，没有向外流传。

真正造成大众恐慌的，则是 20 世纪 80 年代末俗称"疯牛病"的 BSE 在英国的畜产业肆虐，感染了至少 80 万头牛，甚至还出现跨物种传染给人的病例，被称为变异型克雅病 (vCJD)。20 世纪 90 年代中叶至今，约有 160 名英国人因 vCJD 而死亡。影响所及，造成全球对牛肉的恐慌；包括 2009 年因开放进口美国牛肉及内脏，引起民众抗议事件，虽说美国的牛只有零星的 BSE 案例。

传统认定的疾病传染源,是属于生物的细菌、霉菌、寄生虫类,以及介于生物与非生物之间的病毒;蛋白质属于无生命的有机分子,一般不被认为是可传染的病原体,但朊病毒却打破了这个原则。由于朊病毒病的潜伏期长、致死率高,且难以"消毒"预防,因此让许多人担心不已。但考虑到朊病毒病的发生率之低,以及跨物种传染之难,我们大可以平常心看待,不必杞人忧天。

第三章

神经生理学

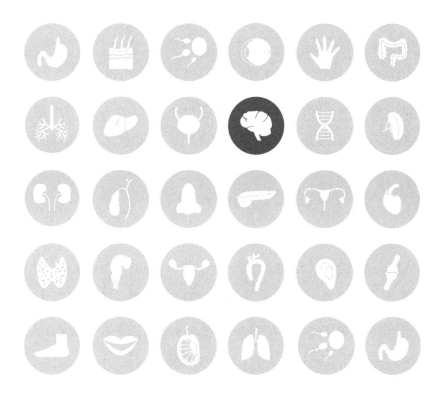

人体最后的未知领域
——让人之所以为人的大脑

影视系列作品《星际迷航》(*Star Trek*)里有句著名的开场白:"太空,最后的未知领域。"(Space, the final frontier.)让人听了向往不已。其实,人体也有一块最后的未知领域值得我们探索,那就是我们的脑子。

黑盒子

人脑是掌管感觉、运动、记忆、语言以及思想的中枢;如果头部受外力撞击,脑组织受微生物感染,脑血管遭阻塞或破裂,或是某些物质在脑中堆积,进而造成脑神经退化死亡,那么轻则丧失部分身体功能,重则陷入昏迷甚至死亡,这些都显示了人脑的重要性。

然而,人脑也是体内最难研究的组织。一来,脑子包在坚硬的脑壳里,肉眼根本看不到;就算打开脑壳,里头一团质地如豆腐或果冻的组织,也让人看不出什么名堂来。饶是如此,几个世纪来神经解剖学家以死人及动物的脑子为对象,用上大体解剖以及各种显微解剖(包括染色及线路追踪)的技术,还是得出许多脑部结构的知识,也给各种脑细胞以及脑的大小构造命了名;只不过这些细胞与构造都有些什么功能、作用的机制如何,他们就说不出什么名堂来了。

20世纪之前,有关脑功能的研究就只有观察及测试病人的行为表现,等病人死后把脑子取出,看看其中可有什么明显可见的缺失,好做些猜测;想要在活人身上研究特定脑部功能,可以说门儿都没有。故此人脑被称为"黑盒子",其来有自。

给"黑盒子"开窗

近百年来,科学家陆续在人脑这个黑盒子上开了许多扇窗子,可让人一窥究竟。最早是脑立体定位仪(stereotaxic instrument)的发明,医生可把病人的头固定,在脑壳上钻个洞,按坐标把电极或针头插入脑中特定部位,进行刺激、破坏、记录以及注射等操作。再来有脑波的记录:把两个电极贴在脑壳上,接上放大器,就可以记录到两点间的电位差。晚近则有各式各样的非侵入式扫描仪器,可观察活体人脑的结构甚至功能。

在脑中插入外物,难免造成伤害,故以动物实验为主;在人身上,只用于少数神经退化疾病的治疗,如帕金森氏病。未来的理想,是从脑壳外就能刺激深层部位的脑区,而无须插入电极。但一来神经细胞以及神经连接的尺度甚是微小（10^{-6}—10^{-9}米），外来的刺激很难做到精确；再来就是能量够强且不造成伤害的非侵入式刺激难以找着,所以也是理想多于现实。

再来是将电极置于头皮上方,记录两点之间的电位差,发现有快速上下振动的脑波,于是有了脑电图（electroencephalogram, EEG）的发明。经由此法记录到的,是脑壳下方成千上万个神经细胞放电所造成的场域电位,离真正的神经活性记录还差得很远。有人打过比方,说以脑电图看脑功能,就好比外星人把一个话筒放在北京市上空,试图同时监听数百万人的谈话,借此了解中国人的想法,是一样的遥不可及。饶是如此,脑电图还是便宜好用的神经学检验工具,对睡眠研究尤其重要（参见本章第二节 Q & A "脑波到底是什么波?"）。

新式脑部扫描工具的问世,算是给人脑这个黑盒子开了一扇大窗,但目前的技术,无论空间还是时间的分辨率都还有待加强。再者,脑部造影带来的问题,并不比解决的少。譬如说人脑不论在想什么或没在想什么,都同时会有几个脑区兴奋起来,另外几个则安静下来；除了证实了有某些功能已知的脑区参与外,其余的就只能做些猜测,与牵强附会相比,好不到哪里去。

神经递质与神经药理学

目前对我们大脑了解最多的,是神经化学；在医疗上有最大应用的，则是与之相关的神经药理学。话说信息在神经细胞的传导虽以电流为主，但神经与神经之间并不直接相连，中间有微小空隙，称为"突触"（synapse）。突触前神经元的电性信息，必须靠释放称为"神经递质"（neurotransmitter）的化学分子，经扩散通过突触间隙，再传给突触后神经元。各式各样的神经递质与其受体结合后，会改变与之相接的神经元膜电位，使其变得容易兴奋或受到抑制。

神经递质的种类甚多，从经常出现在报纸杂志上的多巴胺、去甲肾上腺素、5-羟色胺等，到名字拗口的乙酰胆碱、谷氨酸、一氧化氮等，再到一般人闻所未闻的诸多神经肽（neuropeptide，好比P物质、内啡肽、神经肽Y等），可以说是个脑内的大观园。

使用不同神经递质的神经细胞，在脑中有不同的分布与投射，也参与控制了不同的脑功能；只不过几乎没有哪个神经递质只负责一样功能，好比多巴胺同时参与了控制身体动作、情绪补偿、脑垂体分泌等功能；因此，任何针对多巴胺作用的药物，都会造成大小不等的副作用。

这种现象对所有的神经递质来说都一样，例如治疗过敏的抗组胺药会让人打瞌睡，治疗抑郁的5-羟色胺再摄取抑制剂可能引起睡眠障碍，治疗感冒症状的肾上腺素拮抗剂影响到性功能，情况都是如此。任何作用于神经递质的新药发展，都在设法增加专一性，减少副作用；只不过顺了姑意，又可能逆了嫂意，难得两全其美。

基因与神经功能

神经递质里除了神经肽属于蛋白质类,直接受基因的表现控制外,其余则需酶(属于蛋白质)的帮忙而生成,间接地受基因控制。人体细胞的基因表达,以神经细胞最丰富,这也间接显示了神经细胞功能的繁复。

许多精神与神经病变,大多希望从基因层面着手,好有彻底的了解;但无论精神病还是神经退化症,很少是由单基因突变造成,加上基因表达与环境因子的互动密切,因此想要厘清发病机制,难度甚高。即便是一些祸首已知的单基因神经疾病,如亨廷顿氏舞蹈症(Huntington's disease)或囊肿性纤维化(cystic fibrosis),在找到引起疾病的突变基因的二十来年,也还是没有治本之道(针对数以亿计的神经细胞进行基因治疗,谈何容易),由多基因造成的病变就更别提了。因此想从基因层面来治疗神经系统疾病,还有漫长的道路要走。

脑与意识

其实,脑功能里最让人难以了解的,是俗称"心智"(mind)的"意识"(consciousness)。人的意识有许多层面,除了晓得自身的存在外,还有记忆、联想、推理甚至发明创造等功能。前人相信脑中有个灵魂的存在,掌管了心智的功能,但从婴幼儿脑部发育与智力的关系,以至脑病变造成失智的各种病例,无不显示意识是脑部功能的表现;脑子坏了,意识也就不存。

问题是,人脑由上亿个神经细胞组成,其中每个都是台微处理器,加上神经之间的相互连接多如牛毛,要想厘清它们之间的关联,几乎是不可能的任务。有人从大脑皮质包含六层细胞的柱状基本单位着手,试图提出脑组织形成记忆与运算程序的机制;这是近年来少数以大脑构造为基础,来解释功能的尝试。但任何有关意识生成的假说验证,都不是容易的事,需要投入更多的人力,进行更多的实验。

结　语

总之,人脑之所以有今日模样,自然是演化之功,但演化的没有计划、方向与目的,也是"恶名昭彰"。生物为了适应环境而存活,一路是以克难修补的方式进行;因此,人脑的构造与功能会这么复杂难懂,常常出人意表或让人惊叹,也就不足为奇了。

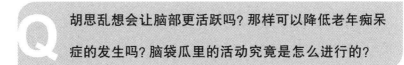

Q 胡思乱想会让脑部更活跃吗?那样可以降低老年痴呆症的发生吗?脑袋瓜里的活动究竟是怎么进行的?

A 这几个问题简单的答案是:"不一定","不会",以及"不知道"。

人脑是个经验机器。我们从小到大，就不断地累积各种经验，从听声辨位、手眼协调、站立走动到说话识字，无一不是反复练习下的经验产物。其他像运动技能、弹奏乐器、骑车开车、使用器械等，也都要经过不断地学习，才可能熟练。

除了亲身经历外，人还能吸收旁人的经验：从童年期听大人讲故事，到上学后听老师讲课；从浏览以图片为主的童书，到阅读以文字书写的各种书籍；从观赏现场表演，到各式各样的影音媒体，都是传递经验的媒介。人喜欢听别人的故事，无论真实还是虚构，都乐此不疲。由于现代影音记录以及传播的普及与便利，人的许多经验，都是先从书本或影视中获得，属于虚拟经验，与现实总是有一分差距。

人脑最了不起之处，还在于能够利用现有的经验（统称为"知识"）当作素材，合成出新的经验来，这也就是所谓的"创造"；世上许许多多的作家、科学家、发明家，以及各种创意工作者每天所做的就是这种事。

绝大多数的创作与发明，只是就现有的经验素材做排列组合，或是在既有的成品上做些改进罢了，真正属于全新创造的，其实不多。同时，创意如何发生，也不全在我们的掌握之中。可以确定的一点是：创意不可能无中生有。在灵光一现之前，都有过许多的苦思。爱迪生的话，"天才是百分之一的灵感，百分之九十九的汗水"，确是经验之谈。

晓得这层道理，就可以回到我们的问题。胡思乱想（或是幻想、做白日梦)并没有什么坏处,人处于无聊或注意力不集中状态,思绪难免飘移,常常连自己也不晓得在想些什么。问题是,如果某人的经验知识不足,胡思乱想最多也只在既有的几条思路中打转,很难脱出窠臼,要有创新更难。孔子说的"学而不思则罔,思而不学则殆",就是这个道理。

人是习惯的动物,尤其是在成年后,家庭事业都稳定下来,更是如此。许多人离开校门后,就不再拾起书本,只靠经验反射度日,到头来只会越活越回去,甚至比小孩还不如。许多好莱坞影片及电视连续剧的制式窠臼与了无新意,常让人诟病,众人却趋之若鹜、乐此不疲;理由无他,不费大脑,容易让人获得熟悉的满足感,如是而已。

曾有流行病学的调查报告发现,老年痴呆症(阿尔茨海默病)的罹患率与看电视的多寡成正比。这样的因果关系是否能够成立,并不容易证实,但可以得出多看电视对脑力无补的推论(当然收视的内容可能有别;在此我们以收视率排名在前的娱乐节目为准,而非《国家地理》《探索》之类的知识节目)。同理,没有根据及目标的胡思乱想,对大脑自然也不会有太多好处。

最后一个问题:脑中活动如何进行?简单的答案是,靠神经元的兴奋与连接;诚实的回答则是,不清楚。因为神经元如何兴奋与沟通是一回事,但从中如何产生想象、推理、情绪、意志等心智功能,也就是所谓的意识,可是生理学的终极问题,至今还没有让人满意的答案。

利用手术把大脑皮质变皱,会不会让人更聪明?

 这个问题简单的答案是,不会;至于为什么不会,则需要多一些说明。

有关智力与脑袋大小之间的关联,一直都有人研究,却没有直截了当的答案。比起爬虫类、鸟类及其他哺乳类动物,人脑确实相当大;但比起大象的脑子来,又小得多。如果取脑与身体体积的百分比,人就要比大象的来得大,却又比不过体型甚小的地鼠。

以同是灵长类动物来说,黑猩猩与人的基因相似度超过98.5%,但人脑大上许多。不单如此,人脑表面还有许多皱褶,增加了许多面积。如果把黑猩猩的大脑皮质表面摊平,约有一张A4纸大小,而人脑的表面积则有其四倍大,增加的幅度相当可观。

人脑体积及表面积的增加,显然是人类智慧超越其他物种的凭据,但人也要为"大头"付出代价,像是增加了女性生产的风险,以及耗费大量能源等。不单如此,足月出生的人类婴儿仍然像个"早产儿",需要亲人长达十几年的养育方才成人。同时,人也需要不断学习与经验新事物,智力才会有所成长。至于在成长学习的过程中,大脑发生了什么样的变化,是许多人感兴趣的问题。

早在20世纪60年代,美国加州大学伯克利分校的马克·罗森茨维格(Mark R. Rosenzweig)就发现,饲养在丰富环境(空间较大，有同伴相陪，有旋转轮可运动，有玩具可玩，以及摆设经常更动等）里的老鼠，其脑部重量、厚度、神经递质数量、神经之间连接，以及神经表面突起分支等，都有增加；同时这些动物在学习跑迷宫的测试上，表现也较好。

上述结果应用在人身上，也能发现类似的学习功效，譬如人类视觉、语言甚至音乐感的发展，都有某个关键时期的存在，这显示了后天刺激对于这些能力发展的重要性。至于人脑是否也同鼠脑一样，会由于学习而出现组织形态上的改变，则不容易实际测量。

以往要测量人脑的大小或是其中神经细胞的密度，必须等人死后，将脑子从脑壳中取出，固定，切片，染色，才有办法观察。譬如有人就以爱因斯坦的大脑做了一些测定，写过几篇报告，那样做除了满足一些人的好奇外，却得不出任何结论。这也证明了单纯以脑部解剖构造来解释功能的做法，是行不通的。

如今，由于非侵入式显影技术的成熟，可以在活体上直接测定脑部大小以及局部活性的高低，因此又引起一波新的研究，比较了人脑大小与性别、年龄、遗传、智力测验结果等因子之间的相关性，也得出一些肯定的结果，显示构造与功能之间确实存在某些关联。

大脑体积与表面积的增加，代表的是神经细胞的增多以及神经连接的可能性增大；前者与基因及发育时期的营养有关，后者则属于学习与经验之功，且不受年龄的限制，活到老也能学到老。再者，"聪明"也不过是人类大脑功能的部分表现，并不代表"智慧"。我们不能改变自身的基因与成长环境，却有许多的方式增进各方面的能力，只不过动手术将大脑表面弄皱绝非可行之道；那么做只会破坏原本已经成形的神经连接，造成神经功能的受损，而适得其反。

Q 多巴胺、内啡肽等物质据说可以左右人类的"心智状态"，中间的机制到底是如何发生的呢？

A 人的心智状态（意识）如何产生，困扰过古往今来许多智者，至今仍没有让所有人都满意的答案。这当然是由于人脑过于复杂所造成：要是我们还不能从根本上了解大脑如何储存信息、如何归纳推理甚或创造发明，那么，我们也就不能回答心智或意识如何生成的问题。

虽然如此，人的心智状态却容易遭到改变；无论是天生的精神分裂症与自闭症患者，还是后天脑部受伤的患者，甚至服用一些天然或合成药物的正常人，都可能出现意识扭曲的情况。由此可见，人的意识状态并非固定不变，它不能脱离大脑而独立存在，同时大幅仰赖感觉输入与脑部正常的结构和功能。

前文提过，神经细胞之间的沟通与联系，靠的是神经递质这种化学物质；神经递质的种类不但繁多，作用位置及方式亦多样化，这增加了复杂度。目前已知，若是改变了乙酰胆碱、5-羟色胺、多巴胺、谷氨酸或吗啡样肽等神经递质的传递或作用，都可能影响人的意识。诸多能改变意识的药物，也就是加强或阻碍了这些神经递质的作用。

人类使用可改变心智的药物已有长远的历史，这些药物多数来自某些植物或蕈类，常用于宗教或巫医仪式；其中尤以取自佩奥特仙人掌 (peyote) 的仙人球毒碱 (mescaline，类似5-羟色胺的生物碱) 及俗称的"致幻魔菇"所含的赛洛西宾 (psilocybin，类似多巴胺的生物碱) 最出名，大麻里的四氢大麻酚 (tetrahydrocannabinol) 也可算上一份。

20世纪30年代末，瑞士化学家艾伯特·霍夫曼 (Albert Hoffmann，1906—2008) 以人工方式合成了麦角酸二乙基酰胺 (lysergic acid diethylamide，LSD)，从而开启了人工合成迷幻药的大门，也造成了20世纪60年代迷幻药在美国校园及嬉皮士当中的一阵流行，还得到许多名人的背书。

严格说来，造成意识变态的机制有三种，一是感觉信息的扭曲，好比光线变得五彩炫亮、风车成了巨人；二是感觉与知觉的分离，像是身体受了伤也不知疼痛；三是幻觉的生成，譬如与不存在的人说话。上述药物的作用里，仙人球毒碱、赛洛西宾与LSD属于第一种，作用在5-羟色胺的受体亚型；克他明 (ketamine，即"K粉")、"笑气" (nitrous oxide) 与"天使尘" (angel dust，PCP) 属于第二种，作用于吗啡样肽及谷氨酸系统；颠茄 (belladonna)、曼陀罗 (datura)

与莨菪 (henbane) 等植物成分则属于第三种，作用于胆碱系统。

早期鼓吹使用迷幻药的人士，认为迷幻药能解除大脑对信息的过滤与抑制，因此可"解放"大脑，增进大脑的经验，发挥想象与创造力。只不过这样的想法过于一厢情愿；经历过感觉扭曲、知觉分离或不实幻象的人，知识并没有增长，也不会变得更有智能。

知名物理学家理查德·费曼 (Richard Feynman) 曾利用感觉剥夺舱与克他明产生身心分离感，并在幻想中自以为解决了记忆如何在脑中储存的问题；但他在出舱后，发现那只不过是幻想而已，与实际并无关联。他的结论是：幻想某些事物为真，并不代表那就是真的；只不过许多人并不愿意接受这种说法，而宁愿相信自己的感觉。问题是：人的感觉是最不可靠的，只要感觉传递通路中任一环节出了差错，都可能扭曲了知觉，这点是我们时时要提醒自己注意的。

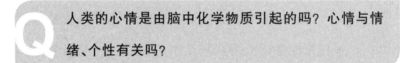

Q 人类的心情是由脑中化学物质引起的吗？心情与情绪、个性有关吗？

A 人的"情绪"(emotion)，包括悲、喜、忧、惧等，可以是当下的感觉；它也可能持续较长的时间，一时的情绪就称为"心情"(mood)，像是高昂或低沉；它甚至还可能变成个性特质(character) 的一部分，好比乐观悲观、开朗阴沉、冲动稳重不等。目前神经科学家都同意,人的一切感官意识,包括思想创作,都是大脑活性的产物,人的情绪、心情与个性自不例外。

情绪通常与环境息息相关,除了上述主观的情绪意识外,还有表现于外的行为反应(好比哭、笑、冒汗、脸红等),都受到特定脑区的直接与间接控制,甚至还经常出现感觉与行为相反的情事,像是喜极而泣、怒极而笑,也就是表里不一。传统心理学强调从人的细微行为表现可侦测内心想法,对存心隐瞒且训练有素的人来说,那是非常不可靠的做法。

从解剖构造上看,人脑表面多皱褶的一层,在哺乳动物里是最发达的,被称为新皮质(neocortex),也是所谓理性大脑的所在。但位于新皮质下方,还有一整团组织,包括海马体(hippocampus)、杏仁核(amygdala)、丘脑(thalamus)及下丘脑(hypothalamus)等构造,可归入边缘系统(limbic system);这些脑区负责了情绪以及各种身体的自主反应。

边缘系统又称为旧皮质(allocortex),为所有陆生脊椎动物所共有;它甚至还有个非正式的名字叫"爬虫类大脑",也就是说,凡是不经大脑新皮质思考就冒出的直觉反应[英文又称"肠胃感觉"(gut feeling)],都属于这部分脑区的功能。

这种不经大脑的直觉反应,自然是与生存有关。野生动物只要听到异声、闻到异味或看到异物,马上就会出现"战斗或逃跑反应",也就是兴奋了交感神经及下丘脑—脑垂体—肾上腺轴这两个系统，造成心跳加快、气管扩张、瞳孔放大、血糖上升、胃肠蠕动减缓、全身血流的重新分配等反应；其目的之一，准备应战或逃跑。这种反应在现代人身上，则称为压力（stress）。

除此之外，边缘系统还负责了"饮食男女，人之大欲"的功能；这可是攸关个体与种族的延续，故此与脑中的补偿路径息息相关。也就是说，食色行为都给人带来莫大的快感，让人乐此不疲。

说了这么多，只是想强调所谓人的情绪（无论紧张、害怕与愤怒，还是轻松、期待和喜悦），都是大脑适应生存的产物，自然也受到脑中的化学物质影响。像压力有去甲肾上腺素及促肾上腺皮质激素释放激素（corticotropin-releasing hormone，CRH）的参与，补偿则有多巴胺，余如5-羟色胺则对抑郁的发生有重大的影响。

负责情绪反应的边缘系统，通常位于感觉信息进入大脑的第一站，因此许多情绪反应在我们还没有意识到时就出现了；这种例子很多，通常被称为直觉。许多人强调直觉的重要性（尤其是在野外求生及人际关系上），但在复杂多样的现代社会，许多直觉反应却是不正确的。因此，直觉就算有用，还是得经过理性大脑的检验，否则出错的概率还是很大的。

生物电的奥秘——什么是细胞膜电位？

前　言

生理学的诸多分支中，以"神经生理学"（neurophysiology）最为一般学子所惧怕；除了神经系统本身构造的复杂及其功能的繁复外，神经细胞的电性及变化，也就是所谓的"电生理"（electrophysiology）课题，更是让人生畏。不要说许多半路出家的"脑科学"专家对此一知半解，就连一些以神经生理学或电生理为专修的生理同行，也未必说得清楚。甚至还有一些入门的教科书，对细胞电性成因的叙述，还是错误的。

DNA双螺旋结构的共同发现者沃森于十几年前出版的自传《基因·女郎·伽莫夫》（*Genes, Girls and Gamow*, 2003）中提到，1954年他聆听著名的哈佛神经生理学家库夫勒讲解神经元的电性传导；沃森写道："库夫勒的讲解十分用心，所以课上完后，我怎么也不好意思告诉他，我听不懂。"

细胞膜电位生成的离子机制，是1963年诺贝尔生理学或医学奖得主埃克尔斯、霍奇金及赫胥黎三人于20世纪40年代，利用枪乌贼巨大轴突（squid giant axon）为实验材料，加上细胞内电位记录法及一些药物的帮忙而解开的。当年沃森对此无法理解，还情有可原，超过半世纪后的我们如果还不甚理解，就说不过去了。

分子生物学家不懂得电生理，倒也无可厚非；由于该主题牵涉物理及化学的观念，主修生物的人经常未学先胆怯，多数就只背背简单的事实及数字，而不求甚解。但近年来"离子通道"（ion channel）的研究进入主流，像2003年的诺贝尔化学奖，就颁给了第一位分离及决定出钾离子通道结构的麦金农。由于离子通道由位于细胞膜上的蛋白质组成，蛋白质则是基因的产物，因此，许多专攻分子生物的学者也不得不接触一些生物电的问题，引起的困扰想必不比当年的沃森来得少。

生物电

生物细胞带电，是许多人都晓得的事，也引起诸多想象。早在18世纪末叶，意大利科学家路易吉·伽伐尼就发现以电流刺激通往青蛙腿部肌肉的神经，能引起肌肉的大幅收缩。1818年，玛丽·雪莱根据伽伐尼的发现，写了科幻小说《弗兰肯斯坦》（*Frankenstein*），可说是把关于人的生命力与生物电的想象发挥到了极致的一本书，至今仍为人们津津乐道。

生物细胞带电的确切说法，是指细胞的细胞膜两侧，具有由分离（未配对）的电荷所形成的膜电位。地球上最早的生命很可能来自海洋,海水可是充满电解质的液体,就算是陆生的多细胞生物,其体内每个细胞也都浸渍在细胞外液当中。细胞外液可说是生物的"内在海洋",无论细胞外液还是细胞内液（细胞质）,都保存了类似海水的组成,也就是带有钠（Na^+）、钾（K^+）、氯（Cl^-）等离子的溶液。

生物细胞是由一层脂质的细胞膜,将细胞质及细胞核包在里头的构造。细胞要维持正常的体积及功能,必须与细胞外液维持平衡;不单是细胞质与细胞外液的渗透压要相当,两者也都维持在电中性（亦即带正电荷与带负电荷的离子数目相等）。因此,正常情况下,进出细胞膜的正、负离子及水分子的数目,都是相等的;也就是说净交换值等于零。

然而,一般教科书上都会提到,细胞膜内与外的溶液有不均等的离子分布;像细胞外液中钠及氯的浓度比细胞质中的高,细胞质的钾浓度则比细胞外液的高。这种情况又是如何造成的呢?

原来,细胞质里除了离子外,还有许多蛋白质大分子。这些蛋白质一方面是建构细胞的原料（比如胶原蛋白）,另一方面又是细胞工厂里实际做事的家伙（比如酶）。相对于离子而言,这些蛋白质体形庞大,大多带有负电荷,不能够轻易通过细胞膜。因此,细胞质里有这些蛋白质的存在,就造成了能通过细胞膜的小分子离子（主要是钾及氯,理由见下述）在细胞膜内外出现上述不均等的分布。此现象最早由英国化学家弗雷德里克·唐南提出解释,并导出公式:$[钾]_o \times [氯]_o = [钾]_i \times [氯]_i$（细胞膜两侧可通透的正负离子浓度的乘积相等），称为唐南平衡（Donnan equilibrium）。

除了被动产生的唐南平衡外，细胞膜上还有耗能的钠钾泵（Na-K-ATPase），可利用ATP这个分子携带的能量，将钠往细胞外以及将钾往细胞内运送，以维持它们在细胞内外的不均等分布。钠钾泵对于细胞的重要性无须赘述。尤其是神经细胞，就算在平常状态下，将近25%的细胞能量都花在钠钾泵上，由此可见一斑（参见本节Q & A "为什么大脑的耗氧量那么高？"）。

离子平衡电位

由于细胞膜内外的离子有不均等的分布，也就造成离子的移动（这是基本的分子扩散现象），方向是从浓度高的一侧往浓度低的一侧进行。对钠及氯而言，由浓度梯度（concentration gradient）造成的推力，是从细胞外液往细胞质的方向；钾则反之，是从细胞质往细胞外液走。由于细胞膜内外两侧原本都维持在电中性的状态（细胞外的钠由氯平衡，细胞内的钾由带负电的蛋白质及少量的氯平衡），因此，只要细胞内多跑进来一个钠，或细胞外多跑出去一个钾，细胞膜内外就产生了电位差（potential difference）：前者造成内正外负，后者则是内负外正。

基于电荷同性相斥的特性，随后顺着浓度梯度往细胞内走的钠，就会受到新产生的电位差阻挡；直到某个程度，由浓度梯度推动进入细胞内的钠，与由电位差造成离开细胞的钠数目相等时，就达到了钠的电化学平衡（electrochemical equilibrium）；此时细胞膜内外形成的电位差，称为钠的平衡电位（equilibrium potential），数值在+50毫伏（mV）左右，内正外负（传统膜电位的表示方式，是将细胞外电位设成零，以相对的细胞内电位值表示）。

反过来，当细胞质内高浓度的钾顺着浓度梯度往细胞外移动，并达到钾的电化学平衡时，也就造成了数值在−90毫伏左右的钾平衡电位，内负外正。同理，由细胞外液高浓度的氯往细胞内移动所造成的平衡电位在−70毫伏左右，一如钾的平衡电位，也是内负外正。

由于细胞膜具有电容器的特性，细胞膜两侧只需要极少数的不配对离子（单位数量在10^{-12}摩尔/平方厘米左右，总量是细胞内离子数的十万分之一），就能将细胞膜充电，形成平衡电位。因此，就算有离子随其浓度梯度进出细胞膜，形成平衡电位，但以总数而言，细胞外的钠及氯浓度，还是远大于细胞内，细胞内的钾则远大于细胞外，造成膜电位的未配对离子，只占其中极小一部分，并位于细胞膜的两侧。

离子平衡电位的计算公式，是由1920年诺贝尔化学奖得主能斯特提出。能斯特方程可以说是生物学里最出名且重要的公式之一，只要晓得某离子在细胞膜内外的浓度，套进该公式，就能得出该离子的平衡电位。上述各离子的平衡电位数值，就是在标准室温及一般神经细胞的内外离子浓度下，利用该公式计算而得。只要了解细胞膜两侧离子电化学平衡的原理，就能很容易记住能斯特公式，以及各离子平衡电位的正负值。

然而，真正的细胞膜电位，除了要考虑所有参与离子的平衡电位外，还得加入细胞膜对不同离子拥有不同的通透性这项因素。要了解这一点，我们得先介绍一下细胞膜的组成。

细胞膜构造

生物细胞的细胞膜［也包括形成细胞内胞器（organelle）的生物膜］，是由许多并排的磷脂质（phospholipid）分子所组成的双层构造。磷脂质的一端是不带电、属于"非极性"（nonpolar）的两条脂肪酸链，另一端则是带电、属于"极性"（polar）的磷酸根。因此，磷脂质是种双性分子（amphipathic molecule），也就是同时带有极性与非极性部分的分子。

像磷脂质这种双性分子在水溶液中，会自然而然地形成一些特殊的结构；那是因为水分子带有极性，会与极性分子相吸，而与非极性分子相斥。因此，双性分子的极性端具有亲水性（hydrophilic），非极性端则具有疏水性（hydrophobic）。

一般来说，磷脂质在水中会形成浮在水面的单层（极性端朝下，与水分子接触；非极性端则朝上，与空气接触），或悬浮在水中的球形（极性端朝外，非极性端朝内）。至于形成细胞膜的磷脂质，则是由两层的磷脂质分子构成：极性端位于膜内外两侧，与细胞内液及外液接触，非极性端则像三明治一样，给夹在中间。这些构形由基本的分子作用力形成，也都可

细胞膜构造

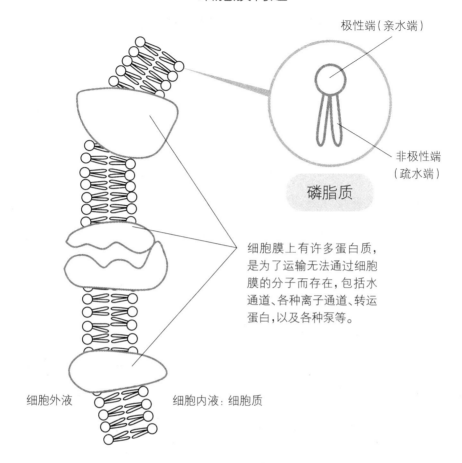

极性端（亲水端）

非极性端
（疏水端）

磷脂质

细胞膜上有许多蛋白质，
是为了运输无法通过细胞
膜的分子而存在，包括水
通道、各种离子通道、转运
蛋白，以及各种泵等。

细胞外液　　　　细胞内液：细胞质

由人工方式产生。

　　由于细胞膜中间是一层不带电的非极性区，所以对于带极性的水
分子及离子的通透性甚低，带电的蛋白质大分子就更别提了。为了克服
这层障碍，细胞发展出各式各样促进极性分子进出细胞膜的方式；细胞
膜上存在的水通道（aquaporin）、各种离子通道（ion channel）、转运蛋白
（transporter）以及泵等，都是为了这个目的而出现。

细胞膜离子通道与细胞膜电位

细胞膜上的离子通道性质不一，有的选择性高，只允许某种离子通过，有的则不那么挑剔，对带有相同电性的离子一视同仁；有的通道随时维持在开启的状态，称为"渗漏型"（leaky），有的则可受各种因素影响，而改变其开启状态，称为"门控型"（gated）。传统生理及药理学研究，找出了具有各式各样性质的离子通道，并加以分类；新一代的分子生物及结构生物学研究，则致力于揭示这些通道的实际构造及调控之道。前文提到的诺贝尔奖得主麦金农，就是其中的佼佼者。

以静止细胞膜而言，某些容许钾离子及氯离子通透的管道，要比容许钠离子通透的管道，开启程度大得多（差别在20倍上下，所以前文提到的唐南平衡，只考虑钾及氯离子）；因此之故，细胞的静止膜电位（resting membrane potential），较接近钾及氯离子的平衡电位，数值约在−70毫伏左右。

由于静止细胞膜对钠离子的通透性甚低，就算钠离子在细胞膜内外的浓度有10倍以上的差异，但对于静止膜电位的贡献其实很小。某些教科书上说，由于细胞外有较多的钠离子，所以造成外正内负的膜电位，是完全错误的；事实上，静止膜电位是由少数从细胞内跑到细胞外的钾离子所造成，而与钠离子无关。

然而，包括神经、肌肉及某些腺体在内的可兴奋细胞（excitable cell），在受到物理或化学刺激时，会开启细胞膜上某些钠离子通道及/或关闭某些钾离子通道，而降低膜电位（从−70毫伏往正值移动）。甚至当膜电位低至某个门槛时(−55毫伏左右),还会进一步造成某些对电位敏感的钠离子通道出现迅速、大量但短暂的开启,让钠离子顺着浓度及电位梯度涌入细胞内,促使膜电位趋近钠离子的平衡电位(内正外负),这也就是所谓的动作电位(action potential)。

一般所说的神经放电(firing)或脉冲(impulse),指的就是这种动作电位。但动作电位的幅度最多只达+30毫伏左右,不会到达钠离子的平衡电位+50毫伏,理由是这种钠离子通道的开启时间不长(拥有迅速去活化装置),同时还有另一批对电位敏感的钾离子通道会接着开启,将膜电位迅速回复到原先数值(−70毫伏)。

前文提过,将细胞膜这种生物电容器充电,所需的不配对离子数量不用太多;因此,神经与肌肉可以反复兴奋达数千次之多,也不至于造成细胞内外浓度梯度的显著降低,导致停摆。同时,细胞膜上还有钠钾泵的不断运作,将流入细胞的钠送到细胞外,将流出细胞外的钾送回细胞内,以维持钠钾在细胞内外的不均等分布。

细胞膜电位的实际数值甚低,以毫伏为单位(是一般家用电位伏特的千分之一),至于从头皮记录到的脑波,幅度更低,以微伏(microvolt,μV)为单位(是一般家用电位伏特的百万分之一),都得利用电子仪器放大一千到一万倍以上,才侦测得到。再者,脑波记录的是由数以千计的脑神经放电所造成的细胞外场电位(field potential)变化,一来不代表人的思想(只能约略显示人的警醒及受刺激状态),再来更不具有任何特异功能;许多描写脑波的科幻作品,都把它的功能给夸大了。

膜电位的重要性

然而,膜电位对生命的重要性,却勿庸置疑。一般对生命的定义,大多是拿生命体表现出来的特性为主,好比生长、代谢、适应及生殖等;但从细胞层面来看,维持细胞内外离子的不均等分布以及形成膜电位,才是生命最根本的现象。这一点,常被多数人给忽略。

以神经细胞而言,各种感觉及运动信息的传递,全靠膜电位的变化;甚至我们的思想,也离不开神经细胞的电性活动。对体内其他细胞来说,膜电位的变化可促使肌肉收缩、腺体分泌,以及将信息从细胞外传递至细胞内,而引发细胞内许多反应。再来,体细胞对许多营养物质(例如葡萄糖、氨基酸)的吸收,也大多靠细胞内外建立的钠离子浓度梯度,进行所谓的"次级主动运输"(secondary active transport;前面提到的钠钾泵则属于"初级主动运输")来完成。

因此,如果细胞少了细胞膜电位,将造成神经不再传导,心脏不再跳动,肌肉不再收缩,以及物质不再进出细胞,那么生命也就沉寂落幕了。由此观之,细胞膜两侧离子的不均等分布,以及因此造成的膜电位,其作用也大矣!

结　语

神经生理学家从体表记录到由许多细胞集体放电所形成的场电

位（心电图、脑电图）开始，到使用微电极（microelectrode）于离体或活体的神经细胞外围，甚至插入细胞内记录单细胞的放电（single-neuron recording），再到利用分离的细胞膜片记录单一离子通道的开启（patch-clamp single-channel recording），可说已走了相当遥远的路。

如今，科学家除了从分子层面解开离子通道的奥秘外，还试图了解神经网络间电性传导及整合的方式。例如从猴子的大脑运动皮质，同时记录上百个参与运动的神经细胞放电活性，就可以利用这些数字信息来操纵人造的机械手臂。这可以说是以真正的"念力"来控制外在物体的第一步，只不过其中所需的软硬件配备，可是要比科幻小说中的想象复杂太多了。

参与控制肌肉收缩的神经活性，还算是神经系统里最简单的部分，至于人的思想、记忆、情绪等高阶大脑活性，通常有不只一处的脑区同时活化，其复杂程度远超过我们的想象。真实世界里的人与事，常比小说的创造还引人入胜，在此又得到证明。生物电本身虽然不像科幻小说写的那么神奇引人，重要性却有过之而无不及，值得我们多花点时间了解，甚至进一步研究。

Q 为什么大脑的耗氧量那么高？

生物细胞需要空气里的氧进行有氧呼吸，以获取食物分子里的能量，方能维持存活。虽然生物细胞也能进行无氧呼吸，但一方面效率甚低，只有有氧呼吸的5%不说，还会制造乳酸堆积在细胞里，造成细胞质酸碱度的变化，而影响细胞的正常运作。

成年人脑重约1.4千克，占体重2%左右（以70千克体重计算），但其耗氧量占了总耗氧量的近20%；由于脑组织的细胞数占全身细胞数的比例也是2%左右（全身细胞数约5×10^{14}，神经细胞数约1×10^{13}），代表脑部的细胞密度并不比身体其他器官高，因此单一神经细胞的耗氧量显然要比体内其他种类的细胞都高。

那么神经细胞究竟有什么特别，需要用更多的氧来产生能量呢？一般的答案是：人脑管的事情多，所以耗费更多能量；但人在睡觉时脑子没在想什么，也还是需要那么多的氧，又怎么说？更别提人在多数时候并不特别用脑（好比打盹、发呆、做白日梦），耗氧量也不见得就低多少。因此，那显然不是理想的答案。

与其他细胞相比，神经细胞有点特别，就是它们在细胞膜内外维持着一个较高的电位差，我们称之为静止膜电位；再者，神经细胞在受到充分刺激时，膜电位还会出现大幅变化，形成所谓的动作电位，在神经细胞膜上传递（参见本节中关于"生物电"的部分）。神经细胞的这种特性，不单扮演了体内重要的传讯及控制角色，也是人类意识与行为的根本，其重要性自不言而喻。

细胞膜电位的建立与维持，与抽水到屋顶水塔增加水压（势能）类似；生物细胞膜利用耗能的主动运输将钠离子送到细胞外、把钾离子送进细胞内，以形成可以做功的浓度差。由于离子带电，其浓度差也就形成了电位差。将细胞膜两侧的离子随时维持在不同的浓度，是要花相当多能量的（好比抽水马达得不断做功）。据估计，一般细胞把将近25%的能量用在膜电位的维持上，神经细胞除了膜电位外，还要再加上动作电位，花得更多，总计可高达80%；这就是大脑耗氧量高的原因。

神经细胞还有一个特点，就是以葡萄糖为唯一的能源分子，利用有氧呼吸将其完全分解成水及二氧化碳；如果呼吸或心跳停止、脑血管阻塞或破裂，造成大脑血流及供氧出现问题（俗称"中风"），只要短至三分钟的缺氧，就有可能造成神经细胞的伤害及死亡。在心肺机发明以前，开心手术几乎都以失败告终，主要原因就是难以克服脑部缺血缺氧的问题。

氧对细胞固然重要，但氧太多也不是好事，因为氧分子在细胞里可能形成"活性氧"（reactive oxygen species）一类的自由基，有可能伤及DNA、细胞膜等重要细胞组成，而引起发炎、老化甚至细胞癌化等悲惨后果。

人体对血液及组织内的含氧量（还要加上对有氧呼吸的副产品"二氧化碳"的量）有严密的监控机制，可随时改变呼吸量作为反应。有生意人贩卖手提式氧气筒，鼓吹正常人呼吸纯氧，实属多余，花钱之余，还可能有伤害肺部组织的副作用。

Q 脑波到底是什么波？

A 基本的电学物理告诉我们，两点间如有电位差（电压）存在，以导线相连，就会有电流移动；电位差越大，电流也就越强。从头皮上，我们可以记录到由脑神经放电所引发的"脑电图"（俗称"脑波"）；从胸前及四肢，可以记录到由心肌细胞放电产生的"心电图"（electrocardiogram，ECG 或 EKG）。电影及电视当中，经常出现医生手执心脏除颤器，在心跳停止的病人胸前反复施以电击的画面。

此外，科幻小说及电影里，也充斥着利用人的脑波进行各式各样的想象应用的情节，譬如读取人的思想、梦境，甚至对未来的预测等。笔者看过最夸张的说法，是一本华人撰写的科幻小说里提到，将十来个离体人脑的"念力"集中起来充当动力，可以把活生生的人送到过去，进行时间旅行。由于人的思想不受时空限制，因此小说家也赋予了脑波穿越时空的特异功能。

一般常用的电压单位是伏特（volt，V，简称"伏"）；好比美国是120伏，中国是220伏，英国是240伏，等等。但脑波的电压幅度要小得多，是微伏，也就是百万分之一伏特。如此微幅的电位差，没有电子仪器的帮忙，我们是感觉不到的。至于脑部表面的电位差从何而来，我们必须先就细胞的膜电位复习一二。

生物细胞的细胞膜内外具有电位差，是20世纪中叶的发现；这种电位差是由膜内外的带电离子分布不均，以及细胞膜对离子的通透具有选择性而造成的（参见本节关于"生物电"的部分）。这种膜电位的幅度不大，只有几十毫伏（mV，千分之一伏），也在人的感觉范围之外。同时，神经细胞的膜电位还会出现称为"动作电位"的瞬间变化，上下幅度可有100毫伏，并沿着神经表面做主动性传导。因此神经纤维就像有线电话一般，可在体内传递信息。

至于在脑壳外记录到的脑波，并不是个别神经的动作电位，而是由脑壳下方成千上万个神经元出现的动作电位集体造成的场电位，由位于脑壳外的电极记录而得。脑电图与心电图或肌电图（electromyogram，EMG）相近，都是由置于体表的电极，记录体内细胞（心肌或骨骼肌）的集体放电现象。只不过脑电图的幅度要比心电图或肌电图都低，能够得出的信息也更不那么明确与专一。

在各种非侵入性的脑部造影技术发明之前，脑波是神经科医生拥有的少数检查工具之一。临床检验常用的技术之一，是诱发电位（evoked potential），也就是在给予测试者特定刺激时（好比声光等），在脑壳特定位置所侦测到的脑波改变。由单一刺激引起的诱发电位通常不大，需要结合反复刺激所得的多重记录，利用噪声会相互抵消的原理，使得真正的讯号突显出来。

有些人或许以为，从脑波里可以读出人的思想，许多科幻小说也以此借题发挥，甚至与特异功能扯上关系，但那是一厢情愿的想法，与事实相去甚远。如前所述，脑波是一大群神经细胞集体放电所形成的，专一性甚低，很难从中解读出有意义的信息。近来有项研究，希望能借注视特定英文字母所引起的脑波改变来选字，以取代打字输入，好让全身肌肉麻痹者(例如渐冻人)以此与人沟通。这种做法虽然可行，但速度甚慢，误差也多，一分钟最多输入八个字母。

脑电图除了用于神经学检查外，其余用得最多的，要属于睡眠生理的研究。那主要是因为传统以行为观察为主的睡眠研究，受限于方法而难以深入；好比说要确定人何时睡着都很困难，更不用说分辨睡眠的深浅程度、何时做梦以及睡眠的控制等问题。因此脑电图记录法发明后不久，就有人拿来用于睡眠研究。

人在清醒警觉时候的脑波频率高，振幅低，也就是波动上下变化的速度快，但幅度小。如果把眼睛闭上，脑波频率就会马上变慢，振幅则变大；这代表脑部的兴奋程度降低，也可以看出视觉信息对脑部活性的影响之大。

当人从闭眼休息逐渐进入睡眠状态时，脑波频率还会变得更慢，振幅也变得更大，因此有"慢波睡眠"(slow-wave sleep)之称。早期睡眠研究者会在人进入熟睡状态、脑波稳定下来后，就停止记录，结束观察，自己也回家睡觉。一直要过了好多年，才有人发现一整晚的睡眠并不都是慢波睡眠，其中还有许多有趣的变化，这点将于本章第三节介绍。

生物钟与生理周期

生物体内有个时钟的说法，由来已久，从浮游生物的定时升降、植物叶片的日夜开阖、日行动物的日出而作日落而息与夜行动物的反向行为，到植物开花、动物发情与候鸟迁徙总在一年当中特定季节发生，这些都显示生物能察知一天或一年当中的时间，并做出适当的行为反应。

至于人类，也属于日行动物，随着太阳的起落而作息；只不过人天生不愿受到束缚，甚至还有改造及征服自然的欲望。古人嫌日短夜长，故思秉烛夜游；等到电灯发明后，今人更是不受黑夜的限制，想多晚睡都可以。可惜人体这个经百万年演化出来的构造，至今仍未能脱离自身的限制，醒着的时间久了，终究会不支倒地，昏睡过去。

地球生物的作息，少不了与地球的自转与公转周期产生同步，不能做到这点的生物，不是找不到食物，就是成为猎物，或受严寒酷热所害，也就活不下来。有关昼夜及季节变化最直接的信息，就是日照的有无及时间的长短，因此，不同生物在不同时候利用不同机制，都发展出对光敏感的接受器（通称为"眼睛"），除了让生物"看见"周遭环境外，还可用来计时。

研究人员发现，光觉讯号由眼球后方的视网膜接收后，除了沿着视神经送往大脑后方的视觉皮质外，在视神经交叉（optic chiasma）的上方有对神经核，也接收了视神经分支的投射。这对称作"视交叉上核"（suprachiasmatic nucleus）的组织，与视觉的生成无关，但与生物的周期控制有关，也就是俗称"生物钟"的所在。

证实视交叉上核就是生物钟的动物实验多不胜数，从活体到离体的实验都有。基本上，视交叉上核里的神经元具有类似节律器（pacemaker）的性质，无论在放电频率及代谢率上，都呈现自发性的周期变化，就算处于与外界环境完全隔绝、"没法感知时间"（time-free）的情况下，也能运作无碍。如果将视交叉上核以手术破坏，生物的周期就会变得紊乱，也不能与外在时间产生同步。

这种体内自发性的周期，与地球的自转周期相当，故称"昼夜节律"（circadian rhythm）。一般而言，人体内生的昼夜节律要比24小时来得长一些，故此不时需要接收光照信息，做些调整；这样的过程称为"同步化"（entrainment）。

视交叉上核位于脑中一块称为下丘脑的脑区，下丘脑则是体内自主与恒定功能的控制中枢，脑垂体（pituitary gland）的上级指导员，举凡体温调节、体液平衡、能量代谢、睡醒周期、危机因应、生长生殖等，都受下丘脑的神经细胞控制,也与视交叉上核有所联系,故此也都呈现周期变化的特性。

此外,视交叉上核经由一条相当复杂的神经通路,还控制了脑中的松果体(pineal gland);松果体分泌的褪黑激素(melatonin)是体内另一个重要的周期节律调控因子。在白日接受光照的刺激时,视交叉上核抑制了褪黑激素从松果体的分泌;天黑后,视交叉上核不再接收光信息,褪黑激素的分泌则有大幅增加。体内褪黑激素量出现上升的时刻与持续的期间,可作为日夜长短的依据;季节性生殖与迁徙的动物,靠的就是这个信息。

至于褪黑激素在人身上的作用,仍有许多争议;支持者提出褪黑激素有帮助入眠、调整时差、抗氧化及增进免疫等功能。由于褪黑激素可由体内自行分泌,是否需要从外补充,补充量过多是否有副作用或反效果,还需要更多的研究。

Q 睡眠如何分期?做梦于何时发生?梦境是彩色的吗?

A 睡眠与做梦一向让人着迷,失眠与嗜睡更是现代人常见的问题;研究睡梦的历史几乎与人类历史一样长远,但一直要到20世纪初脑波记录法发明后,睡梦研究才进入科学的领域,让人有真正的了解。

经由脑波记录，研究人员发现当睡眠由浅入深，脑波频率会逐渐变慢，振幅则逐渐增大，进入所谓"慢波"的深度睡眠。更有趣的是，每隔60—90分钟左右，慢波会被类似清醒时期的快波（高频低幅）取代，心跳呼吸频率也都有增加；但此时睡者仍处于深睡状态，更不容易被唤醒，故此有"反常睡眠"（paradoxical sleep）之称。

处于反常睡眠期的人，全身肌肉还受到抑制，呈麻痹状态，只有动眼肌出现活化，造成眼球在闭着的眼皮下快速左右移动，故此该睡眠期又称为"快速眼动睡眠"[rapid-eye-movement (REM) sleep]。如果将处于此期的睡者唤醒，他们十之八九会说正在做梦。

快速眼动期为时不长，只有10—20分钟左右，之后又再进入包括慢波睡眠在内的"非快速眼动"（non-REM）睡眠期。非快速眼动期加上快速眼动期，就构成一个睡眠周期。在一晚6—9个小时的睡眠中，可有4—6个睡眠周期反复，而且越到后面几个周期，停留在深度睡眠的慢波期时间会越少，快速眼动期的时间则有增长。

人脑在做梦时，处于一种与清醒及慢波睡眠都不同的意识状态；此时人的记忆、时空定向及逻辑思考能力都变差，而由情绪及本能主导，同时还出现虚构性叙事及想象中动作，这也是梦境内容经常光怪陆离，让人匪夷所思的理由。

虽说梦境的内容不能以常理分析，但其素材仍是人在清醒时的意识经验。先天目盲者所做的梦，也就缺乏影像及场景，而以噪声、触摸的感觉为主，再加上情绪经验；甚至他们的眼球也不会出现快速移动的现象。

视力正常的人的梦都是彩色的，我们之所以难以确定此点，或感觉上像黑白，是因为人在做梦时记忆力变差，记不真切之故。因此，色盲者梦里的色彩也与清醒时相同，除了少数全色盲患者外，不会是完全的黑白，而视其缺失而定，分不清红、绿或蓝。至于先天目盲者，他们的梦境连影像都很缺乏，颜色就更不用说了。

处于快速眼动睡眠期的人，还有些有趣的生理改变，那就是同属于自主神经系统的交感神经活性会受到抑制，副交感神经活性则有增加。由于交感神经负责警醒与应变，在人清醒时几乎随时处于兴奋状态，难得休息，因此在睡眠期间休养生息是正常且必要的；只不过少了交感神经，会影响体温调节，造成体温下降，这也是睡觉时需要被褥保暖的理由。至于副交感神经活性上升，除了有助于消化、代谢及生长外，还有个副作用，就是促进性兴奋；男女性器官勃起兴奋，都发生在这个睡眠期。

 人为什么要睡觉？睡眠有什么用？

 各种动物，小至昆虫大至鲸鱼，都需要睡眠。人能禁食十来天而不死，却不能连续数日不眠，睡眠的强制性与重要性可见一斑。但动物为什么需要睡眠，睡眠对身体有什么必要性，却不是容易回答的问题。

按一般的说法，睡眠是为了消除疲劳，恢复精力，这也是经验之谈：人睡饱了，就精神奕奕，充满活力；睡得不够，就脑袋昏昏，提不起劲。以人为对象的各种睡眠剥夺实验得出的共同发现，包括注意力难以集中、动作出现失调、记忆有所缺失，并出现幻觉等；以老鼠为对象的长期睡眠剥夺实验，更发现有嗜食、体重下降、体温失调，最终在两周内死亡的悲惨结果。因此，睡眠被称为"温和的暴君"，其来有自，人人都免不了臣服其控制之下。

从前述脑电图记录的实验可知，睡眠是独立于清醒与昏迷之外的第三种意识状态，也就是说人在睡眠时，脑部仍活动不断，而非如昏迷的植物人般死气沉沉；只不过意识有所缺失，肌肉也受到抑制，以至于不晓得脑中在想些什么，身体也无法动弹。不管怎么说，睡眠属于脑功能，由脑控制，也是为了脑的好处而存在，故此睡眠被称为"脑有、脑治与脑享"的生理活动。

已知有多重脑区都参与了睡眠的控制，其中包括维持清醒与注意力的脑干网状激活系统，掌管生物钟的下丘脑视交叉上核，分别控制了入睡与醒转的下丘脑前区与后区，以及控制感觉输入的视丘等。这些脑区分别使用不同的神经递质，影响了意识的清醒与昏聩；其中来自网状激活系统的去甲肾上腺素与下丘脑后区的组织胺维持了清醒状态，来自下丘脑前区的γ-氨基丁酸与脑干的乙酰胆碱，以及脑干的5-羟色胺则促进了入睡。此外，松果体分泌的褪黑激素增多与ATP代谢产物腺苷的堆积，也都会引发困意。当然，这些刺激与抑制睡眠的因子还必须有所协调，此消彼长，才可能达到最佳效果。

至于睡眠究竟给人带来什么好处，让人非得"牺牲"人生1/3的时间，甚至冒着生命的危险从事（好比野生动物在睡梦中遭掠食者杀害，人在操作机器时打盹误事），却还没有肯定的答案。一般相信，睡眠对于脑部发育、体温调节、脑内能量物质及神经递质的补充更新等，都有好处，因此婴儿需要大量睡眠，成人也不时需要睡眠给脑部"充电"。

晚近研究更发现一夜好眠有助先前记忆的成形以及新事物的学习，因此有人提出睡梦中脑部会回放先前经验的轨迹，以强化神经线路，而有助于记忆成形。但新证据显示睡眠除了保留及加强有意义的经验记忆外，还消除了不相干经验留下的轨迹，让神经线路回复到较原始的基础状态。如果不这么做，脑中线路迟早会被琐碎不相干的经验给塞满，而无空间形成新的连接，降低学习能力。人在清醒了十几个小时之后，脑中线路很可能已经满载，无法接收更多的信息，而感到疲倦，因此需要睡眠来进行清除复原工作。这么做还能大幅节省能量，因为脑是体内能量消耗最多的器官，其中大部分都用在维持神经连接的活动上；因此脑部不可能无限制地增加新的连接，而必须随时裁剪，睡眠就提供了进行这项工作的最佳时机。

不管怎么说，睡眠是除了饮食男女外，人类最喜欢且必须进行的活动；缺少睡眠不单影响健康，也对清醒时的工作效率有所影响，甚至造成危害。因此每晚好好睡上一觉，绝对是最基本的养生之道。

第四节
神经系统病变

神经系统掌管了人的感觉、运动、记忆与思想，也就是人的一切意识所在；无论中枢还是周边的神经系统受损，小至失去身体部分感觉，大至半身不遂、痴呆甚至昏迷不醒，都是让患者及其亲人难过的事。再者，神经组织的难以再生，可是恶名昭彰，神经病变造成的影响，经常是永久性的。因此，晓得神经系统的病变为何出现以及如何防护，绝对值得每个人重视。

造成神经系统病变的原因，可分成下面几项：遗传发生缺失、外力伤害、脑血管病变、微生物感染、肿瘤、药物作用以及自然退化等，其中除了遗传病变难以完全避免外（已知的家族遗传疾病可进行胎儿基因筛检），其余的因素则大多是可以预防的。

脑部因外力而受伤，不外乎从高处摔倒、汽车事故、运动伤害，以及受重物或快速移动的物体撞击所致，其严重程度从短暂的晕眩到严重的脑震荡甚至昏迷不等。因此，骑车、运动、在工地时戴安全帽，汽车加装安全气囊设置，以及尽量避免碰撞性大的活动等，都是防护之道。美式足球职业球员罹患脑部退化疾病的比例远高于族群平均值，可见一斑。

脑血管病变是另一个引起脑部损伤的重要原因。除了某些因脑血管构造先天异常引发的血管破裂外，由高血压、动脉硬化、血栓等造成的出血性与阻塞型脑中风，是最常见的情况。无论哪一种，都会造成局部脑组织因缺血缺氧而坏死。因此，避免中风要从控制血压血脂做起，也就是从改进生活习惯与饮食着手，包括睡眠充足、不烟少酒、多活动脑子与身体、维持适当体重、少吃高油脂食物、多食蔬菜水果等。

由微生物感染脑部引起的疾病，如脑炎与脑膜炎，在卫生条件良好及防疫措施完善的社会，已然不成为太大威胁；但防疫没有假期，只要一有疏忽，病毒和细菌就可能反扑。预防传染病最有效的方法就是疫苗接种，它不但对个体产生保护，也可防止病菌的蔓延（参见第十一章第一节Q&A"疫苗功过知多少"）。

另一个避免脑组织伤害的措施，就是不滥用精神类药物。这类药物范围甚广，从人类社会普遍使用、看似无害的酒精、烟草，到归入毒品的吗啡、可卡因、安非他命，以及各种天然及合成的迷幻药不等。这些药物的共同特性是，特别容易通过血脑屏障进入脑中，作用于神经元本身及/或神经突触，改变神经递质的合成、释放与作用，引起兴奋、麻痹、愉悦或是幻象等感觉（可参见本章第一节第三个Q&A）。

因此，精神类药物就是作用于神经组织的药物。虽说短期使用未必会造成伤害，但长期使用绝对会引起神经组织的变化。物理学家费曼说得好："我珍惜我的思考机器，不想让它受任何伤害，所以我不轻易使用精神类药物。"事实上，有好些早发性神经退化疾病的案例，就是因为患者服用了不纯的休闲用精神类药物，引起神经元死亡所造成的。

至于脑组织的自然老化与出现肿瘤，可能不在我们的控制范围内，但前述的健康生活之道，仍是预防或减缓老化的不二法门。此外，"用进废退"是生物组织的常态，神经组织自也不会例外。人上了年纪，仍应该不时吸收新知，动动脑子；其中注重主动学习、内容带点变化的活动，要胜过被动吸收的活动，所以说，读书及解字谜要比听演讲及看电视好，当然后者又要好过无所事事。

脑神经病变的原因

- 遗传发生缺失
- 外力伤害，如受到重击、脑震荡
- 脑血管病变，如脑中风造成脑组织缺氧坏死
- 微生物感染，如脑膜炎
- 肿瘤
- 药物作用，如使用精神类药物，引起神经元死亡
- 自然退化

什么是植物人？如何判断某人是否已成植物人？现代医学有办法唤醒他们吗？

A 所谓"植物人"，是说有人处于"植物状态"（vegetative state），失去行动与沟通能力，却仍有心跳呼吸，故此只能躺在床上接受旁人照顾，包括以胃管喂食、翻身洗澡、清理排泄物等工作。有些植物人仍有睡醒周期，眼睛也会张开，甚至有的能随人物移动；问题是，如果病人无法与人有效沟通，也就没有人能确定他是否还有知觉意识。

令人失去意识的因素很多，但不外脑部受伤或受药物影响。造成脑伤的原因以头部受外力撞击为主，此外脑血管阻塞或破裂，造成脑组织缺血缺氧而死亡，或是脑部受到细菌病毒感染而受损，也都有可能。至于药物的作用，则主要是抑制了神经的活性，种类从常见的酒精、休闲药物，到各种麻醉药不等。由药物造成的昏迷通常是暂时的，等药效结束后即可恢复；但在深度昏迷的情况下，也有可能造成神经死亡、呼吸停止，并因此醒不过来的结果。

人脑与意识有关的区域甚多，因为意识基本上是在特定时间内，大脑所有神经活动的总合；除了掌管感觉与运动的区域外，还有负责记忆与情绪的脑区参与。不过，在由中脑、桥脑及延髓组成的脑干（brainstem），也就是颈部上方连接大脑与脊髓的部位，有块由疏松的神经细胞及成束的神经纤维组成的网状结构（reticular formation），对意识的生成有莫大的重要性，却常为人忽视。

位于网状结构当中的网状激活系统（reticular activating system），名副其实，主要是让我们维持清醒及产生注意力；当我们疲倦打瞌睡时，也就是该系统的活性下降，准备休息的时候。网状结构不但接收及整合来自全身的信息，还发出广泛的神经纤维，往上投射至整个前脑；脑中所有使用生物胺（包括多巴胺、去甲肾上腺素、5-羟色胺与组织胺在内）的神经细胞，几乎都来自这个区域。

因此，脑干受损的病人会昏迷不醒，也就不让人奇怪了。尤有甚者，控制呼吸、心跳及血压的中枢，也位于脑干；脑干一旦坏死，病人就无法自动呼吸，得随时接上人工呼吸机，否则会窒息死亡。因此，有许多国家把"脑干死亡"（brainstem death）与"脑死亡"（brain death）画上等号，这自然也会引起争议。

理论上，脑干死亡的病人，大脑皮质不一定也坏死，可能还有知觉意识，因此有人不同意将这种情况判定为脑死亡。但没有了脑干的刺激，大脑皮质的功能不能彰显，也就不为人所知，再加上病人离不开人工呼吸机，虽生犹死。是否要拔除呼吸机，让病人自然离世，就成了情理法的灰色地带。

至于植物人的问题，只多不少。由于植物人可自行呼吸，无须机器辅助，显然脑干呼吸中枢功能正常，问题可能出在网状激活系统和/或大脑皮质，甚至是两者之间的连接。位于变化一端的是"持续（永久）性植物状态"（persistent/permanent vegetative state)，病人无意识也无行为；位于另一端的则是"闭锁综合征"（lock-in syndrome），病人有意识但全身瘫痪，无法以表情、话语或手势表达（最多只剩眨眼的能力）。二十几年前写作《潜水钟与蝴蝶》一书的法国记者让—多米尼克·鲍比（Jean-Dominique Bauby，1952—1997），就是典型的闭锁综合征代表性患者。

至于植物人里有多少是处于毫无意识的脑死亡状态，又有多少是处于有意识的闭锁状态，并不容易判定，也才会出现问题所描述的情况。至于从长期无意识状态"醒转"的例子也不少，但与病人年龄及昏迷时间成反比：年纪越大、昏迷时间越久，恢复的概率也就越低。目前并没有什么有效治疗昏迷的办法，多数是仰赖生物的自愈功能，同等待奇迹出现通常也差不了多少。

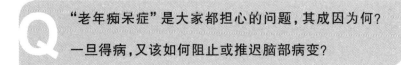

Q "老年痴呆症"是大家都担心的问题，其成因为何？一旦得病，又该如何阻止或推迟脑部病变？

A 俗称"老年痴呆症"的阿尔茨海默病大概是最出名的神经退化疾病，影响的人数也最多。患者初期发作症状，就是记不住新事物；再往下恶化，就连原本熟悉的人事物也都不复记得。此外，患者的个性、情绪与行为也会出现大幅改变。眼见亲人形同陌路，是最让人难过的事。

阿尔茨海默病最早是由德国医生阿尔茨海默于20世纪初发现，一百多年来神经学家及医师对于该病病理已有长足认识，晓得那是由脑中出现不正常的蛋白质堆积，造成神经死亡所引起。然而为什么有人会发病，有人不会，却仍不清楚；尤有甚者，该病至今仍无有效防范及治疗之道。

除了少数早发性阿尔茨海默病具有家族遗传因素，会在五十出头就发病外，多数病人都上了年纪；八十岁以上的老人里，甚至一半都可能患有失智，成为家人及社会的沉重负担。在战后婴儿潮世代逐步迈入老年的现代，阿尔茨海默病所造成的社会问题也格外迫切。

脑中出现不正常的蛋白质斑块及神经纤维纠结，是阿尔茨海默病目前广为接受的发病机制，许多试验中的治疗，都是设法消除这些斑块及纠结，或减缓它们的形成。问题是，不少没有发病的老人脑中，也有类似的斑块；还有一些消除斑块的做法，也没有改善病人的情况。因此，不正常的蛋白质堆积本身，可能还不是真正的问题，被阻碍了的神经信息传递才是根本病因。

目前从流行病学得出的数据显示，阿尔茨海默病的发病，除了有遗传、年龄及性别（女性稍高）等因素外，还与抽烟、糖尿病、肥胖、高血脂、高血压、脑部受伤、教育程度、饮食习惯、运动量等有关；换句话说，人只要健康、饮食均衡、无不良嗜好、多读书、多动脑及四肢、少被动地接收视讯，就较不容易罹患阿尔茨海默病。

人生了病，总希望有特效药可用，但对神经退化疾病而言，特效药基本上是不存在的。目前可用的几种药物，一类是增加脑中神经递质"乙酰胆碱"的含量，另一类则是阻断刺激性神经递质"谷氨酸"的兴奋毒性。前者是因为分泌乙酰胆碱的神经细胞在病人身上有大幅减少，增加乙酰胆碱的量可以改善一些病人的认知能力；后者就只是保护神经细胞免于进一步受伤及死亡。不过两者都只是治标之道。

此外，还有各式各样的食品与预防老年失智扯上关系，比如咖啡、姜黄、鱼油、维生素B族、维生素D等，似乎都能降低发病的概率。只不过在真正找出发病的原因之前，这些方法只能姑且信之，不必过于认真。

以往阿尔茨海默病的诊断，都要等到病人发病，甚至要等病人过世、进行脑组织剖检后，才能确诊。近来利用脑血管造影及脑脊髓液检验等做法，医生已可提早在病人发病前就做出正确的诊断；不过目前的问题在于，诊断出来之后，人们仍然没有有效的减缓与治疗之道。

第四章

感觉系统

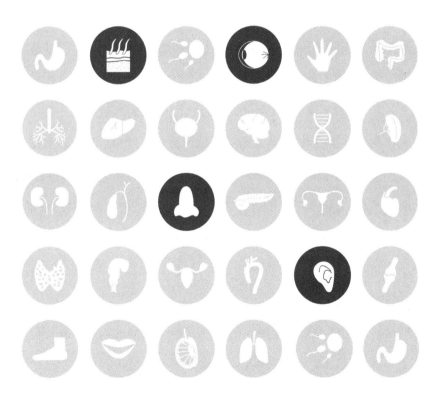

你的感觉从何而来？感觉与知觉有何不同？

感知外界环境的能力，是生物存活的必要条件之一。即便是最简单的单细胞生物，也有粗浅的"趋吉避凶"能力，好比察觉周遭食物与废物分子的多寡，感知环境温度、湿度、渗透压、酸碱值的高低等。

生物察知环境变化的能力绝对不是什么特异功能，而是细胞发展出对某些化学物质、物理能量以及伤害性刺激敏感的感觉接受器（sensory receptor，简称"感受器"）所造成的结果。如果缺少任何一种感受器，我们的感觉就缺了一块；好比人类从未发展出感知红外线、紫外线、放射线或小于20000赫兹（Hz）振动波的感受器，因此也就不晓得它们的存在，直到有侦测仪器的发明为止。

针对特定化学物质产生反应的化学感受器（chemoreceptor），包括负责嗅觉与味觉的感受器，可对各种气味分子产生反应；此外在颈动脉及脑干附近，还有针对血液及组织中氧、二氧化碳或氢离子敏感的感受器，与呼吸的调控密切相关。

针对物理能量产生反应的机械感受器（mechanoreceptor），包括感知触摸、血压及肌肉张力的接受器，对压力或牵扯造成的位移敏感。此外，还有对特定范围内温度敏感的温觉感受器（thermoreceptor）、对特定波长光线敏感的光感受器（photoreceptor），以及对振动波（声波）及液体流动敏感的听觉与平衡觉毛细胞（hair cell）等。

除此之外，体表与体内还有一些特别的神经末梢，对高压、高热、强酸以及其他各种可造成组织伤害的刺激敏感，它们被称为伤害感受器（nociceptor），负责传递疼痛及不舒服的感觉，可让人警觉并逃避伤害源，以免受更大伤害，并进一步寻求医疗。

此外，对触压、温度敏感的感受器在神经末梢外围还有细致的特异构造，可以放大刺激讯号，让感受器对微小的刺激更为敏感。其余负责视觉、听觉、味觉、嗅觉与平衡觉的感受器，都由特化的细胞组成，再与感觉神经末梢相连，比如视网膜上的视杆细胞与视锥细胞、内耳里的毛细胞、舌头上形成味蕾的味觉细胞，以及鼻黏膜上的嗅觉细胞，都是如此。

对人类这种复杂的多细胞生物而言，感受器只是感觉系统的第一线；由感受器接收的信息，还要传入中枢神经（脊髓与脑）、经过数目不等的转接与整合以后，我们才晓得信息的内容及意义，并做出反应。

人对感觉系统的仰赖之深，总要等到失去之后才会晓得。原本感官俱全者只要失去其中任何一样，都会发现日常生活马上出现困难，甚至连最简单的事可能都做不来，得重新学习。不过这些人也会发现，他们剩下的正常感官将变得更为敏锐，而逐渐取代失去感官的功能。至于先天就缺少某种感官的人，这种感官替代的情形更是明显，好比目盲者以听觉辨位、以触觉识字，耳聋者凭触觉感知振动、以视觉阅读唇语，都属于这类情况，这些人也都能好好地活着。

如前所述，周边感受器是决定感觉类型的第一道门槛，只有能让感受器接收得到的能量，我们才可能晓得它们的存在。除此之外，感受器本身还决定了许多感觉的特性，像是多数感受器对于持续且强度不变的刺激，会产生适应（adaptation），而不再反应，只有在刺激停止或强度发生改变时，才再度反应。所谓"入芝兰之室，久而不闻其香，入鲍鱼之肆，久而不闻其臭"，就是由于人的嗅觉本身产生适应所致，而不是环境有所改变。

再者，由感受器所接收的刺激信息，得送入位于大脑皮质的各个感觉中枢，我们才可能有所知觉（perception），否则刺激等于不存在。这一点对无时无刻都有大量信息由周边感受器传入中枢神经的人类而言，其实是好事一桩，否则我们将被超量的信息所淹没，而无从感知真正有用的信息。举个简单的例子：一边听音乐一边工作的人常会忽视乐音的存在，连音乐何时结束了都不知道。

这种感觉输入的筛选，出现在各个阶段，分别是：

1. 感受器本身的适应。除了痛觉外，嗅觉、味觉、触觉、温觉、视觉与听觉都不乏适应的例子。痛觉因为攸关生存，所以演化出低适应的特性。

2. 感觉神经通路的侧抑制（lateral inhibition）。这指的是接收最强信息的通路会抑制其周遭通路,使其更为突显。这种特性可让我们专注于主要的刺激,而忽略周边较不重要的;在伤口边上搓揉可降低伤口的疼痛感以及抓痒止痒,原理在此。

3. 中枢神经会发出下行通路抑制某些输入信息。好比内生性止痛路径,利用吗啡样肽(opioid peptide)来抑制痛觉的输入。

4. 所有来自周边的感觉信息在进入大脑感觉皮质前,都会先通过视丘(thalamus)这个位于脑干及大脑之间的构造,做初步的整合与过滤(嗅觉是已知唯一的例外)。过不了这一关的感觉信息,也就不会为人所知。

5. 感觉皮质将各种解构的输入信息,重新建构出能为人所晓得的知觉,并投射至接收原始信息的身体部位(大脑神经本身是没有感受器的)。在建构知觉的过程中,经验(也就是主观)扮演了重要的角色;这是增加效率的做法,但错误也常因此产生。

6. 感觉皮质与脑中掌管记忆与情绪的脑区有所联系,给知觉赋予意义,好比伴随知觉而来的喜、怒、哀、惧、紧张、期待、失望等情绪反应,经常也与真正的感觉混淆。

因此,从感觉输入到出现知觉之间,过程相当复杂,但通常为我们所忽视。人大都相信自己的感觉是真实的,却少有人会进一步想到,自己的感觉有可能遭到过滤且不完整,更不要说受到主观意识的扭曲。如今已有数不清的实例显示,正常人的感官知觉有视而不见及无中生有的毛病(患有神经疾病的人就不用提了);再加上记忆存取之间还可能会出现进一步的误植、扭曲、虚构等情形,使得重述的感觉经验更不可靠。

晓得这些,并不是要我们不相信自己的感觉,而是要晓得自身感觉系统的局限而有所保留;并且要是碰上存心不良的骗子,更是有上当受骗的风险,所以不得不防。

Q 我们如何看见?

A 眼睛是人体最复杂的器官之一,视觉也是身体最重要的感官。我们一睁开双眼,外界景物似乎不费任何力气就自动映入眼帘;但事实并非如此,我们能看见并理解视觉信息的意义,得经过至今仍未完全了解的复杂机制以及学习之功,这点常为一般人所忽略。

视觉通路从脸孔前方的双眼开始向后传入大脑,一路经过视神经交叉、视丘,最后投射至大脑后方枕叶的视觉皮质。除了枕叶外,大脑其他各叶、边缘系统以及皮质下神经核等,也都会受到视觉信息的刺激。根据最新的功能磁共振造影研究,有多达20%的大脑皮质部位都参与了视觉信息的处理,再加上脑干发出专门控制眼球的三对脑神经,无一不显示视觉的重要性。人在闭眼时记录到的脑波是低频高幅的 α 波,但只要一睁开双眼,就会变成高频低幅的β波,由此也能看出视觉信息对脑部活性的影响之大。

眼睛的功能经常与照相机相提并论,好比瞳孔是控制光线进入的光圈、晶状体是可变焦的镜头、眼球本身是暗箱,以及视网膜是传统相机的底片或是数字相机的电荷耦合组件等。这些比喻大抵不差,但视网膜的成像原理与传统相机或数码相机都大不相同。

首先,刚开箱的新照相机只要装上底片或接上电源与记忆卡,就能捕捉影像,然而刚出生婴儿的眼睛虽能感光,却无法得出有意义

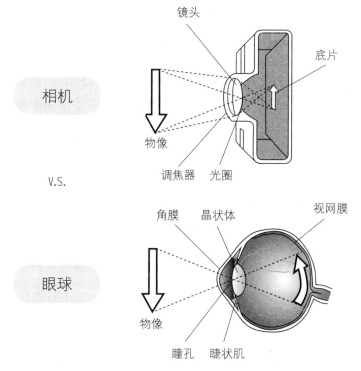

眼睛与相机的功能异同
瞳孔与光圈相似,晶状体与镜头相似,眼球与暗箱相似,视网膜与底片相似。尽管眼睛和相机的功能类似,但人类要得到有意义的影像,还是必须通过学习。

的影像；他们必须经过学习的阶段，才可能将具有不同颜色、光影与质地的支离破碎的影像组成完整的对象。如果是文字或图案类的抽象符号，他们还必须经过长时间及有系统的学习，才能看懂其含义。

至于其中缘由，我们可从视网膜谈起。人的视网膜上有两种感光细胞：视杆细胞与视锥细胞。视杆细胞对光甚是敏感，在夜间能看到几千米外的一点烛光，但对色彩不敏感；视锥细胞有三种，分别对三种波长的光线敏感。因此，经外界事物反射或过滤的光线落在我们的视网膜上，会依其强度、波长及形状，刺激一群视杆细胞与视锥细胞的组合，分别携带了线条、明暗与色泽的信息。这些信息在视网膜上进行了初步整合，再由视神经当中不同的神经纤维传送入脑，经过视丘与视觉皮质好几个区域的整合，建构出完整形象；最后再加上记忆经验的帮忙，我们才晓得看到的是什么。同时，落在左右两眼视网膜上的相同视讯还必须送入同侧脑区进行整合，我们才可能有立体的视觉；这点又增加了视讯处理的复杂度。

因此，视觉与所有感觉一样，是良知良能，更是经验与学习之功；人对从来没见过的新事物可以凭经验描述其形状与颜色，也能猜测其性质与功能，但不会晓得其实际名称与性质。再者，不同感觉之间的信息转换与整合，也需要学习；例如研究人员从复明盲者身上发现：这些人虽精于通过触摸分辨物体的形状，但在刚复明时却无法只靠视觉分辨球形与方形；他们的脑部需要一段时间，建立不同感官处理区之间的联系，才有可能做到感觉转换。

由于视觉的产生要经过解构、层层传递以及建构的过程，因此容易出现扭曲以及虚构的影像。多数人都看过刻意制作的视觉幻象图，好比在一张画面上转换出现的少女与老妇、桌子与脸孔、凹下与凸起的圆点，把直线看成曲线、平行看成交会、相同高度或明暗的对象看成不同等，都是在利用人类视觉的特性。在生活中我们也常从天上的云彩、墙上的污渍、发霉的食物，以及拼贴图画中，看出特定人物的脸孔与外形等。这些例子无不提醒我们：眼见不一定为实，唯有经过科学方法与仪器验证的结果，才是最可靠的。

Q　味觉生理知多少？

A　一位妙龄女郎双手捧着食物，轻轻咬了一口，咀嚼几下，然后露出一脸满足的神色，说一声"好好吃！"的画面，想必读者都很熟悉。虽说这种反应作秀的成分多于事实，但也凸显美食给人带来的快感，普世皆然。

味觉除了让人在进食有益身体的食物时，产生愉悦及满足感，以促进食欲外，同时还有保护的作用；也就是说，我们在尝到带有苦味或酸味的东西时，会出现厌恶的感觉而把食物从嘴里吐出来。事实上，许多植物制造带有苦味的物质，以避免动物的摄食；人也只有在生病或相信有好处的时候，才会强迫自己吃进一些带有苦味的药物或食物。

从舌头到大脑

在人类五官的感觉系统当中，味觉与嗅觉属于化学感觉系统，也就是说负责味觉与嗅觉的感受器，是针对特殊的味道分子(tastant) 与气味分子 (odorant) 产生反应，与针对光或声波等物理特性反应的视觉与听觉不同。同时，味觉与嗅觉之间也息息相关：我们品尝食物时，有80%的滋味是由嗅觉提供的(分别从鼻孔与口腔后方进入鼻腔)，剩下的20%才是味觉。因此，人在感冒鼻塞时饮食无味，是共通的经验。

人类的味觉感受器细胞 (taste receptor cell，以下简称"味觉细胞")，是位于舌头表面的微小突起，并形成味蕾的构造；每个味蕾由50—100个味觉细胞组成，以类似橘瓣的方式排列。至于真正可与溶在口腔里的味道分子结合、产生味觉辨识的，是位于味觉细胞膜上的受体蛋白 (receptor protein)。味道分子与受体蛋白的结合，有如钥匙插入门锁一般，开启了后续反应。

味觉受体经由特定味道分子活化后，可在味觉细胞内产生第二信使分子 (second messenger)，或直接开启细胞膜上的离子通道，而造成细胞膜电位去极化，促使味觉细胞释放出神经递质，再活化与味觉细胞相接的感觉神经末梢。负责人类味觉传递的脑神经有颜面神经及舌咽神经两条，它们将信息传入大脑感觉皮质，我们这才"尝"到了味道。

"不同的味道分子活化了不同的味觉受体，就产生了不同的味觉"，这个过程似乎直截了当，但关于"人类究竟拥有几种味觉受体""单一味觉受体能够辨认几种味道分子""传递味觉的神经通路属于'专用道'（labeled-line）还是'共享道'（across-fiber）"等问题，却一直有争议，直到近年分子生物学出现进展，才有所定论。

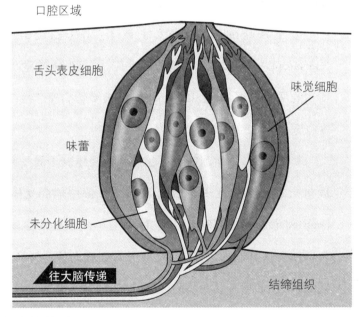

味蕾的构造

舌头上有许多微小突起，每个突起都布满味蕾。味蕾的构造像橘子，含有50—100个味觉细胞，每个味觉细胞膜上有味觉受体及离子通道，以感受苦、甜、鲜、咸、酸等味道。

味觉受体大家族

人类能尝到甜、咸、苦、酸等四种味道，可以说是人的良知良能，其演化的目的也清楚得很：人体需要糖类及盐类，因此对甜味及咸味情有独钟；同时，人也要避开可能对身体造成伤害的物质，因此也对酸味及苦味敏感，并与厌恶感有所联结。此外，人类还具有辨识某些氨基酸的味觉，也就是动物性蛋白（肉类）的鲜味（umami，出自日语"旨み"一词），其好处也显而易见。

至于辣味的感受，事实上属于"伤害感受器"对辣椒素（capsaicin）这种天然化学物质的反应，并不归入味觉。此外，还有所谓的"金属味"（metallic taste），则大多是病理产物，也不属于正常味觉。

目前已知，产生甜味及鲜味的味觉受体属于同一家族（T1R），成员只有 R1、R2 及 R3 三种，都属于 G 蛋白耦合受体（G protein coupled receptor, GPCR）。它们有七个疏水性的穿膜区段、与 G 蛋白结合的细胞内区段，以及相似的细胞内信息转换路径。较特别的是，它们拥有非常长的细胞外区段，显然是为了辨识味道分子之需。

经由分子生物学技术，研究人员发现负责侦测甜味的味觉细胞会同时表达 R2 及 R3 两种受体，负责鲜味的则同时表达 R1 及

R3。缺少R2会丧失对甜味的反应，缺少R1则丧失对鲜味的反应，缺少R3则同时丧失了对甜味及鲜味的反应。三十多年前，科学家就发现猫科动物对甜食没有好恶反应，最近才发现原因在于它们天生缺少制造R2的T1r2基因。

负责甜味及鲜味的受体分别是R2/R3及R1/R3的二聚体 (dimer) 构造，它们具有不止一个辨识味道分子的位点；这也解释了为何这些受体能对许多结构不同的物质产生反应。甚至某些本身不具甜味或鲜味的物质，也可能加强受体对甜味及鲜味分子的反应。这种具有强化作用的加味物质，与代糖一样，都具有广大的商机，自然是食品工业致力发展的项目。

负责苦味的受体 (T2R) 也属于GPCR家族，但有25种之多，每一种都可通过与不同构造的化合物结合而产生苦味。由此亦可知道生物辨识苦味物质的能力对存活的重要性。科学家甚至利用基因转移的技术，将人类专有的某个T2R送入小鼠身上，使得小鼠对原本不起反应的物质，出现嫌恶的反应。这样的实验，除了证明苦味受体的专一性，也为物种间味觉的差异，提供了生物学上的证据。

关于苦味味觉，还有另外一个有趣的发现，就是在侦测苦味的每个味觉细胞上，都同时表达了几乎所有种类的T2R。这一点显示：生物只关心是否吃入了可能有害身体的东西，而不在乎是哪一种，反正只要吐出来就是了。

至于负责酸味（pH）与咸味的受体，与氢离子及钠离子通道关系密切，是早为人知的事实，只不过其受体蛋白的确认，却落在甜味、鲜味与苦味受体之后。2006年，美国加州大学圣迭戈分校的研究人员从小鼠的基因库里，挑到了某个特别表达在味觉细胞的蛋白质PKD2L1，属于"短暂受体电位"（transient receptor potential）的离子通道家族成员。接着，研究者利用基因工程技术，将白喉毒素的基因接在PKD2L1的基因上，发现它可破坏所有表现PKD2L1的味觉细胞；这么一来，动物也就失去了对酸味的辨识能力，这显示PKD2L1确实是负责酸味辨识的受体。同时，这种动物的其他四种味觉都完整存在，更显示酸味是由一群独立的味觉细胞所负责。

PKD2L1除了在味觉细胞上表达外，也可在与脊髓中央管（central canal）相接的某些神经细胞上表达；显然这种对氢离子浓度敏感的受体，可能也参与了脑脊髓液（或血液）的酸碱值调节，这也是生物体内一物多用的另一例证。

厘清神经联机

早先，人们利用电生理技术，直接记录味觉细胞的膜电位变化，发现单一味觉细胞似乎可对多种味道分子反应。但自味觉受体及基因相继被发现，并可被选择性剔除后，研究人员有下列几点新发现：一，每个味觉细胞只表现同一类型的味觉受体；二，每个味蕾都由多种味觉细胞组成,可各自侦测对应的味道分子;三,每个类型的味觉细胞都有专属的感觉神经末梢与之相连,其中并无交错。

第一点发现,推翻了之前"一个味觉细胞上可表达不止一种味觉受体"的说法;第二点则进一步推翻了所谓"味觉地图"的过时(但阴魂不散)观念,舌头的前后左右并无特殊味觉分区,而是都能辨识各种味觉;第三点则支持了味觉传递属于"专用道"而非"共享道"的理论。

关于最后一点,还有些有趣的实验佐证。其中之一是,美国加州大学圣迭戈分校的研究人员将某个鸦片受体在负责甜味或苦味的味觉细胞中表现,会造成该动物对原本无味的鸦片类物质产生喜爱或厌恶反应。另一个更戏剧化的实验是,在负责甜味的味觉细胞中表现出某个苦味受体,造成该动物对苦味分子出现喜好而非厌恶的反应。由此可见,真正解读味觉信息的所在,是与特定神经通路联结的大脑,而非周边受体。

当然,更复杂且难以研究的问题,还在于大脑如何解读感觉神经送入的信息,并让我们晓得那是甜是咸。再者,多数食物可同时刺激好几种味觉受体,再加上口腔里的触觉、温觉、伤害等感受器也都会受到刺激,因此,我们感受到的食物风味,大多是各种感觉在大脑整合后的产物,极少单纯来自一两种味道;再加上进食过程的经验与记忆,也造成个人的口味习惯,甚至整个民族的饮食文化。由此观之,味觉的神经生理还有许多值得探究之处。

操弄味觉的代价

近年来研究人员还发现，某些可强化味觉的化合物，能在不改变食物的甜味及咸味的前提下，大幅降低食物的含糖量及含盐量，或是阻断某些食物或药物的苦味，让更多人乐意食用。这种做法的好处显而易见，但一如先前各种人工甜味剂（代糖）滋生的问题，味觉增强剂引起的疑虑也不会更少。

且不说这些人工化合物可能具有的副作用，就连减少热量摄入这个主要目的，都不见得能够达成。发达国家近几十年来代糖的使用量大幅增加，但肥胖人口不减反增，美国甚至有项大型调查报告指出，每天饮用一罐（杯）代糖饮料的人，体重还显著增加。另外动物实验也发现，喂食代糖的大鼠，整体而言反而摄入了更多的热量，其体重及脂肪含量也比食糖组更高。这种事与愿违的结果表明，违反自然的举动，常达不到预期的目的，甚至还可能产生副作用。

人类演化出对甜、鲜、咸等味道的喜好，对酸、苦味的厌恶，可是具有重大的生存价值；例如甘甜鲜美除了带给人快感外（刺激了人脑"快乐"中枢），还向身体发出预告，即将有能量物质进入体内；无论脑中负责食欲的中枢，以及身体的消化及代谢系统，都会产生相应的反应。

反之，以人工甜味"欺骗"味觉，让人以为自己吃进了富含能量的食物，实际上体内的葡萄糖或氨基酸却没有升高；这种期待与现实的脱钩，极可能造成体内负责代谢的激素与酶，对后来的味觉信息不再有正常反应，以致控制食欲与体重（脂肪）的恒定系统失去平衡，而得出与期待相反的结果。

几十年前的科幻卡通《杰森一家》(*The Jetsons*) 曾预测：未来人类只需定时服用营养药丸，即可免去烹饪及进餐的麻烦。如今我们可以确定，要消除人类口腹之欲的本能，是不容易的。孔子也说过："食不厌精，脍不厌细。"味觉给人带来的快感，甚至可与性相提并论。人在手头宽裕时，慰劳自家肚肠，绝对是首选之事。

现代人拜农业革命及现代科技之赐，普遍能享用的食物种类之丰、调理之细，远超过孔子的时代；因此，现代人大多有营养过剩的问题。 如何在享受美食与均衡适量之间维持一个平衡，是人人需要学习的功课。利用味觉受体的新发现来"欺骗"味觉，不是合理的解决之道。

 为什么会头痛？为什么睡不好会头痛，睡太饱也会？

 一生当中从来没有头痛过的人，大概绝无仅有。常见的头痛，多属温和的征候，除了让人难过一阵子外，并无大碍；

但持续剧烈的头痛，则可能是脑部肿瘤、中风、脑膜发炎或出血等严重疾病的症状（临床上称作续发性头痛），不可忽视。

大脑虽然是感觉运动及思想记忆中枢，但脑组织本身并无伤害感受器，直接碰触甚或伤害脑组织并不会引起头痛；因此，我们感觉到的头痛，其实是位于脑血管、脑膜、脑骨膜及肩颈部位肌肉的痛觉神经元末梢受到刺激所引起，而不是由脑组织本身发出。

最常见的原发性头痛，称为紧张型（tension-type）头痛，约占所有头痛的90%；因此，绝大多数人的头痛都属于此类。这类头痛的程度通常不算严重，不特别偏向一侧，也无性别差异。其成因包括压力过大、睡眠不足、饮食不当及体姿不良等；习惯喝咖啡的人少喝了咖啡，也会引起头痛。这种头痛并不难对付，常用的阿司匹林及非固醇类抗发炎药（如扑热息痛、布洛芬等），都能有效地消除症状。

第二种常见的头痛，是所谓的偏头痛（migraine），只出现在脑子半边，其疼痛程度强烈得多，常伴随有前兆（好比出现视觉幻象）、阵痛、恶心甚或呕吐等症状，而且患者有怕光及怕吵的特征，因此会干扰到起居及工作，不像紧张型头痛患者仍可正常作息。偏头痛患者以女性居多，发作时间与月经周期常有同步现象，显然受到雌激素的影响。

造成偏头痛的原因，一般认为是脑中血管出现不正常的收缩与放松，刺激了血管或脑膜上的痛觉神经末梢所造成。晚近有人发现，刺激偏头痛患者的头、脸与颈部肌肉某些部位，也会引起偏头痛，其机制可由"牵涉性痛"（referred pain）加以解释。

所谓牵涉性痛，是指刺激发生在身体一处，但痛觉出现在身体另一处的现象。造成这种现象的原因，是这两处都接收了同一条神经不同分支的投射，或是两条不同的感觉神经在进入同一中枢神经部位时有所交集，使得大脑在试图弄清楚刺激来源时，出现搅混的现象。

因此，偏头痛的起因，可能是头颈部某些肌肉部位过于敏感，只要受到轻微刺激，就引发脑中某些血管出现不正常的收缩与放松，造成头痛。有实验显示，以局部麻醉头颈部所谓的诱发点（triggered point）的敏感部位，可以减缓偏头痛的发作。

如果诱发点引起头痛的理论得以证实，那么睡得太多引起头痛也就不难解释：人躺久了不动，一如坐姿或站姿不良，容易引起肩颈四肢僵直，而刺激到诱发点。睡眠定时、选择合适的枕头床垫、工作时不时停下来活动一下等，都是可以做到的预防头痛之道。

第五章

内分泌系统

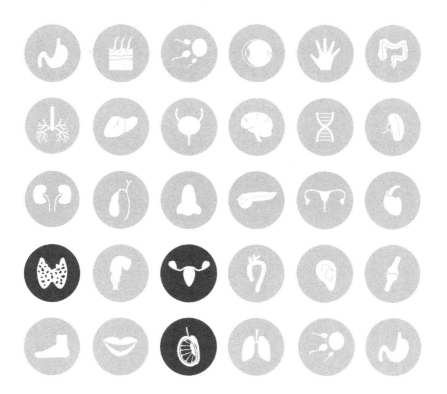

内分泌腺体——什么是激素？

腺体细胞具有分泌物质到细胞外产生作用的能力，属于表皮细胞的一种。腺体有"外分泌腺"与"内分泌腺"之分。外分泌腺又称"有管腺"，包括位于体表的汗腺与油脂腺，以及消化系统当中的各种腺体；其分泌物会顺着由表皮细胞形成的管线排出体外（消化管腔也属于体外）。内分泌腺则称为"无管腺"，其分泌物直接排送到细胞外的组织间液，再经扩散进入微血管，由血液循环带往全身。

内分泌腺体分散全身，彼此间并没有实质相连，而是借由血液循环做功能性的链接，而形成内分泌系统，这点与体内其他系统都不相同。为人熟知的内分泌腺体有脑垂体、甲状腺、胰岛、肾上腺及性腺等，其余如脑、心脏、胃肠道、肾脏等器官也都带有内分泌细胞，这点行外人可能就不见得知道。

内分泌腺体的分泌物称为"激素"（hormone），音译"荷尔蒙"。激素属于体内一批重要的传讯分子,与神经细胞分泌的神经递质及免疫细胞分泌的细胞活素(cytokine)鼎足而三。激素由特化的腺体细胞分泌进入循环系统后,由血液带往全身组织细胞。虽然所有激素都可能与全身细胞接触,但它们只会作用于携带特定受体的靶组织,而不会不分青红皂白,一体作用。

由于内分泌腺体分布全身,分泌的激素数量又超过百种之多,可说是人体最复杂的系统之一;再加上激素看不见、摸不着,只要少量就能引起巨大反应,因此一向戴着一层神秘的面纱,也经常给人带来不实的想象。

激素虽然种类繁多,但主要有四大类功能:一是负责身体的生长与发育,二是负责能量的利用与贮存,三是负责体内离子与水分的平衡,四是负责生殖功能。参与第一类功能的有生长激素、甲状腺素、胰岛素、睾固酮及雌激素等;第二类的有胰岛素、胰高血糖素、肾上腺素、肾上腺皮质素及生长激素等;第三类的有醛固酮、心房钠尿肽、甲状旁腺素、降钙素及抗利尿激素(血管加压素)等;第四类的有促卵泡激素、黄体生成素、雌激素、孕酮及睾固酮等。由此我们可以得出两点结论:一,体内重要的生理功能都有不止一种的激素参与;二,单一激素可以参与不止一种的生理功能。

内分泌腺体虽然各自独立存在,缺少实质的连接,但相关腺体之间靠血液循环可产生功能性的链接,譬如下丘脑分泌的多种激素控制了脑垂体各种激素的合成与分泌,脑垂体分泌的多种激素又分别控制了甲状腺、肾上腺与性腺的激素,而后面几种腺体分泌的激素除了执行上述生理功能的调控外,还会回过头来控制下丘脑与脑垂体的激素,并经由负反馈机制调节自身的合成与分泌。

除了这种由腺体连成轴线的控制方式外,其余控制血糖、各种离子与水分的腺体可以直接侦测这些变量在血液当中的浓度变化,而产生相应的分泌反应。譬如胰岛细胞侦测到血糖升高了,就会增加胰岛素的分泌,以促进肌肉与脂肪组织吸收血中的葡萄糖,来降低血糖浓度。反之,血糖浓度的下降,除了会抑制胰岛素的分泌外,还会刺激好些增加血糖的激素分泌,以维持血糖量。

经由这种方式,血中激素的浓度及其控制的变量都能维持在一定的数值,生理功能也才能维持在稳定的状态。如果激素的分泌出现失调,无论是过多还是不足,都会造成各式各样的毛病;譬如生长激素分泌过多或不足造成的巨人症或侏儒症,甲状腺功能亢进或不足引起的代谢失调,胰岛素分泌或作用不足引起的糖尿病等都是。

虽然因内分泌失调造成的疾病,几乎与人类的历史一样悠久,但由于激素的分离与纯化、定性与定量,甚至人工合成,都有赖现代物理学与化学的进步,才得以完成,因此内分泌系统是进入20世纪后才为生理学家所知的人体系统。之前传统医学所说的"气血不足""消渴蚀骨""精虚肾亏"等,大部分都有内分泌失调的影子。

Q 什么是糖尿病？糖尿病有几种？为什么胖子多糖尿病？糖尿病患者为何容易有失明、截肢的风险？

A 对20世纪之前的医生而言，如能精通梅毒这种传染病症，则对整个身体器官都会有所涉猎；那是因为梅毒螺旋体从皮表伤口进入人体后，可感染全身器官，不独皮肤出现丘疹、溃疡、肿大，同时骨骼、心血管以及脑与脊髓等组织，也都会遭到侵犯，而有各式各样的症候出现。

由于公共卫生的进步，以及抗生素的发现，梅毒已不再是现代人常见的病症；对现代医生而言，糖尿病则取代了梅毒的地位。一如梅毒，糖尿病除了影响身体能源的代谢外，还影响了肾脏、心血管以及神经等器官系统。

糖尿病是身体对葡萄糖的利用出了问题，造成葡萄糖在血中堆积而惹出的麻烦。身体多数细胞需要由胰脏分泌的胰岛素帮忙，才能吸收及利用葡萄糖。在少数免疫系统出了问题的人身上，分泌胰岛素的细胞遭到自身免疫细胞的攻击而死亡，导致胰岛素缺乏，而出现种种糖尿病症候：血糖上升，流入尿里，并带走过量的水分，使得体内缺水；身体改而使用脂肪，产生大量酮酸，造成酸中毒。患有这种称为"1型糖尿病"的患者如不定时注射胰岛素，则会因体液流失、血压过低以及酸中毒而导致昏迷乃至死亡。

由胰岛细胞受损、导致胰岛素不足所引起的1型糖尿病，其实只占所有糖尿病的15%左右，有更多血糖过高的人，体内的胰岛素并不缺乏，而是身体细胞对胰岛素的反应变差。患有这种称为"2型糖尿病"的患者，通常是中老年人士，体形过胖，且缺少运动；但随着青少年肥胖人口的增多，这种糖尿病的年轻患者也在逐渐增多。

比起缺少胰岛素的1型糖尿病来，2型糖尿病并没有"明显与实时的危险"：病人不会在短期内就因脱水及酸中毒而昏迷致死；但血糖长期过高，却会带来大小血管与神经的病变。其原因有二：一，过多的葡萄糖可与许多大分子产生链接，造成分子结构改变，令组织受到伤害；二，葡萄糖的不正常代谢产物在细胞里堆积，造成细胞死亡。像血管组织的胶原蛋白接上糖分子后，会造成局部微血管变形，导致组织缺血缺氧；视网膜与肾脏这两个微血管丰富的器官，最容易受到伤害，并导致糖尿病患者因此出现失明与肾疾。

此外，周边神经受损，会导致感觉迟钝，也容易造成肢端受伤而不自知；再加上血液循环不良，截肢是常见后果。至于高血糖引起的动脉硬化和血压升高、冠心病、中风以及微生物感染等，更可能危及性命。

1型糖尿病在胰岛素发现后，已能有效控制（得定时注射胰岛素）；但以往属于"富贵病"的2型糖尿病，如今则成了一般人的生活习惯病。对2型糖尿病来说，胰岛素就没有大用，得靠饮食、运动、减重及其他药物控制。现代人若不能饮食有节，保持身材，则难免自"食"恶果。

	1型糖尿病	2型糖尿病
患者种类	免疫系统有问题者	中老年、体形过胖者
成因	分泌胰岛素的细胞受损，使病患缺乏胰岛素	身体对胰岛素的反应变差
病症	体液流失、血压过低、酸中毒、昏迷，有立即死亡的危险	血糖长期过高，导致血管与神经病变
治疗方式	定期注射胰岛素	利用饮食、药物控制血糖浓度

心理影响生理——神经内分泌学

任何群体组织大到一定程度,都会发展出某些通信系统,以为沟通联络之需,否则将难以维持;人体的细胞社群亦然,有神经及内分泌系统负责传讯,甚至发号施令。但双头马车如果各行其是,方向容易相左,绝不是好事。因此,神经与内分泌这两个控制系统之间有所互动,也是理所当然的事。

由于内分泌系统是进入20世纪后才为人所知的系统,其中腺体与激素的发现、确认与纯化,持续了大半个世纪时间,因此内分泌与神经系统的关系虽然早为人知,但迟至20世纪50年代才有人正式提出。至于神经系统控制内分泌系统的因子,还要再过二十年左右才得到分离确认,因此神经内分泌学算是一门新兴的学问。

现代人大都听过"身心一体"的说法,也就是说心理与生理可相互影响,好比环境中的光照、噪声及温度等因子可影响身体健康,而心理压力也会影响正常生理；至于其中原理，就是神经与内分泌系统的协调运作，而不是什么玄妙的心灵作用。

神经与内分泌系统的连接点，主要是脑中的下丘脑；顾名思义，下丘脑位于视丘（感觉通路的中继站）下方、大脑正中央的最底部位置，以及脑垂体的正上方。同时，下丘脑与脑垂体之间还有个相连的小柄，使得神经系统与内分泌系统之间有了实质的连接。

从前脑垂体被称为主腺(master gland)，是因为它分泌的激素控制了甲状腺、肾上腺及性腺这三个重要的外周内分泌腺体，同时它还控制了生长、体液平衡、泌乳以及排卵等重要功能。但有许多证据陆续指出：脑垂体其实受到更上一层的下丘脑所控制，而不是真正独立自主的腺体。

至于下丘脑控制脑垂体的方式，比单纯的神经控制还更复杂些：下丘脑与脑垂体之间的小柄，其实只与脑垂体的后叶相连，其中有下丘脑神经元发出的神经纤维通过，并将分泌物储存于后叶，等有需要时才分泌进入血液循环。由下丘脑分泌、脑垂体后叶储藏并释放的激素有两种：抗利尿激素及催产素，这两者我们将分别在后文第八章（"泌尿系统"）和第十章（"生殖系统"）介绍。

至于下丘脑与真正的腺体组织"脑垂体前叶"之间的连系，是靠一条精细的血管系统，而不是神经纤维。因为有好些下丘脑的神经元将合成的激素分泌到下丘脑底部的微血管丛，再经由血液输送至脑垂体前叶发生作用。因此，下丘脑虽然是脑组织的一部分，但在功能上属于内分泌腺体。

对每一种脑垂体前叶分泌的激素而言,都至少有一种下丘脑激素与之对应,有的甚至还有两种:一种负责刺激,另一种负责抑制。经由这样的控制方式,外在环境得以经由神经系统影响到内分泌系统;反之,许多内分泌腺体分泌的激素,譬如性腺激素、肾上腺皮质激素、甲状腺素,甚至脑垂体分泌的激素,都会回头作用于神经组织,形成双向的通路及反馈

下丘脑控制脑垂体的方式

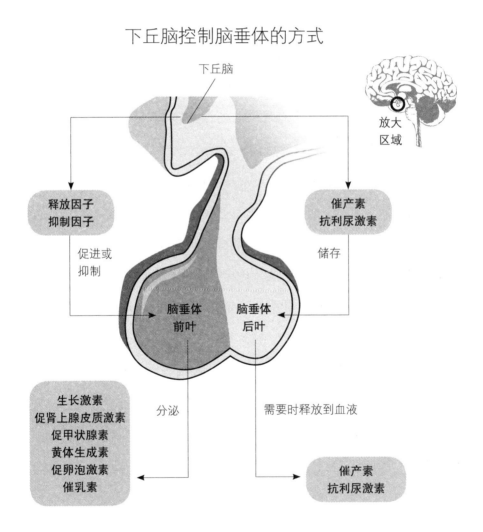

下丘脑

放大
区域

释放因子
抑制因子

催产素
抗利尿激素

促进或
抑制

储存

脑垂体
前叶

脑垂体
后叶

生长激素
促肾上腺皮质激素
促甲状腺素
黄体生成素
促卵泡激素
催乳素

分泌

需要时释放到血液

催产素
抗利尿激素

环,以维持生理机能的恒定。

晓得神经与内分泌系统之间的互动关系,我们也就能解释人体以及动物许多生理反应,比如季节性生殖、激素周期性分泌、应激激素反应等,甚至食欲控制、体液与血压调节、血糖控制,以及免疫反应等,都有神经与内分泌系统的共同参与。

什么是"压力激素"?肾上腺类固醇激素为什么被称为"美国仙丹"?

"压力"是现代人耳熟能详的名词,早在20世纪初就由美国生理学家坎农从工程学借用到生理学,来形容身体在受到外来刺激时,生理与心理出现的反应。坎农还发明了"战斗或逃跑反应"一词,用来形容动物在面临压力下的行为反应,例如心跳加快、血压升高、血流重新分布、气管放松、瞳孔放大、血糖增高等。坎农还发现,促成这些压力反应的,是交感神经与肾上腺所分泌的肾上腺素。

然而坎农并不清楚,交感神经与肾上腺分泌的肾上腺素虽然近似,但不是同一种,作用也稍有差别:交感神经分泌的是去甲肾上腺素,肾上腺分泌的才是肾上腺素。去甲肾上腺素是肾上腺素的前驱物,比肾上腺素只少了一个甲基;两者的作用虽然近似,但对受体亚型有不同的亲和力,作用也就稍有不同。例如肾上腺素可作用于第二型($β_2$)受体,促进肝糖原分解、血糖增高以及骨骼肌的血管放松。再者,交感神经引起的反应快速,但为时不长;反之,肾上腺的分泌作用较慢,但进入血液循环流经全身,作用面广,持续时间也长得多。

更复杂的是,肾上腺不是单一均质的腺体,而是由皮质与髓质两种不同的腺体细胞组成。分泌肾上腺素的是髓质,位于肾上腺的中心,由退化的交感神经节后神经元组成,且仍然受到交感神经的节前神经控制,因此属于交感神经系统的延伸。

至于占了整个肾上腺70%以上的皮质,那才是真正的内分泌腺体,而且制造分泌了三种不同的类固醇激素:肾上腺皮质激素、醛固酮与雄激素;其中醛固酮与体液的控制有关,雄激素参与了生殖系统的作用,剩下的肾上腺皮质激素则是另一个重要的压力激素。

如前所述,下丘脑分泌的激素控制了脑垂体前叶的六种激素,后者又分别控制了甲状腺、性腺与肾上腺三种外周腺体,形成三条轴线。其中下丘脑—脑垂体前叶—肾上腺皮质这条轴线,就参与了身体对压力的反应;也就是说,当我们的肉体或精神受到伤害或感受压力时,下丘脑制造促肾上腺皮质激素释放激素的神经元会受到活化,并从位于下丘脑底部的神经末梢分泌激素,经由门脉血流带往脑垂体前叶,刺激促肾上腺皮质激素的分泌。促肾上腺皮质激素进入体循环后，会顺着血流来到肾上腺，刺激肾上腺皮质激素的分泌。因此，体循环中肾上腺皮质激素的浓度上升，就代表个体遭受了某种压力。

肾上腺皮质激素的作用广泛，全身上下无论神经系统、循环系统、免疫系统、泌尿系统以及代谢系统等，都受其影响；其中尤以促进脂肪与蛋白质分解、转换生成葡萄糖的作用（称为糖新生）最突出，因此又称为糖皮质素。此外，肾上腺皮质激素还强化了肾上腺素的作用，让人应付压力的能力更强。

然而，在长期压力下，体内肾上腺皮质激素的量持续升高却不是好事。因为压力反应大多属于应急措施，牺牲体内一些与存活没有直接关系的活动，好比生长、生殖、消化与修复等，将导致各式各样的问题出现。甚至长期处于高量的肾上腺皮质激素下，神经元及免疫细胞都会受到伤害及压制，可能造成更大问题。

由于肾上腺皮质激素具有增加食欲、提高血糖、强化血管张力等即时的功效，因此会让人感到精神体力充沛；这也诱使一些不良商人、神棍在成药以及香灰当中掺入肾上腺皮质激素，并将其称为"美国仙丹"。不知情的顾客及信徒被肾上腺皮质激素的即时效应所吸引，也就不知不觉地长期使用，导致肾上腺皮质激素过量，而出现所谓的库欣综合征（Cushing's syndrome）。

库欣综合征的症状包括满月脸、水牛肩、皮肤变薄、肌肉变小、伤口不易愈合、腹脂堆积、血糖增高等，都是由肾上腺皮质激素的代谢作用造成。除了前述肾上腺皮质激素长期作用的坏处外，从外源取得的肾上腺皮质激素还会经由负反馈作用方式，抑制下丘脑与脑垂体前叶分泌激素，造成肾上腺皮质萎缩，内生性肾上腺皮质激素的合成分泌下降。如果突然停止外源的肾上腺皮质激素供应，个体将因缺少肾上腺皮质激素而导致血压与血糖低落，难以应付压力，严重的甚至有性命之虞。

　　总而言之，肾上腺皮质激素是维持生命所必需的激素，但过多或过少都不是好事，这是我们要认清的。

第六章

循环系统

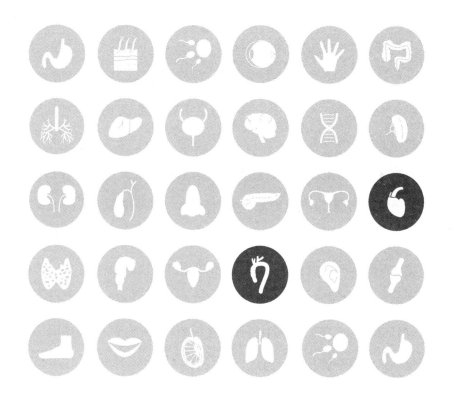

人体最重要的运输管线——心血管系统

人全身上下由数兆个细胞组成，就像人类社会由几十亿人组成一样。每个细胞要存活下来，都需要有氧及养分的供应，以及二氧化碳及其他代谢废物的排除，一如每个人每天都得吃喝拉撒，否则不渴死饿死，也会因废物堆积中毒而死。

人吃喝进肚里的食物饮料，得先经过消化道的分解与吸收，才能进入血液循环。同理，空气里的氧在吸入肺脏后，也要穿越肺泡进入外围血管的血液，由红细胞里的血红蛋白携带，才得以循环全身。这么做的目的很简单：人体循环系统就像人类社会的电力或自来水供应系统，只有靠这个系统，才能将氧及养分送到每个细胞门口，否则将造成细胞组织的坏死，出现坏疽、心肌梗死及脑中风等众多毛病，轻则残障，重则死亡。

循环系统由心脏及血管组成，因此又称"心血管系统"。其中心脏是动力的来源，也就是泵，血管则是输送管线，分布全身上下，触角伸至每个细胞附近。至于在管线中流动的血液,则是由血浆及血球组成,除了协助携带有用物质与代谢废物外,还负有协助免疫防卫及内分泌的功能。

心脏:内在宇宙的太阳

心脏可说是人体内最辛劳的器官,打从娘胎里就开始跳动,直到几十年甚至上百年后,人闭眼伸腿的那一刻才停止跳动,其间没有一时得以休息,否则整个人也将提早离开世间。现代生理学之父,也是血液循环的发现者威廉·哈维(William Harvey, 1578—1657)称呼心脏为"生命的起始、小宇宙里的太阳",可是再贴切不过的形容了。

心脏是由肌肉包围而成的中空器官,并从中分成左右两侧;每侧复以单向瓣膜分成心房与心室两腔。左心室负责将血液送往全身,是为体循环起点,终点则是右心房;右心室负责将血液送往肺脏,进行气体交换,是为肺循环起点,终点则是左心房。如此这般,全身血液可以周而复始,每分钟在全身循环一遍。

心脏的规律跳动靠的是某些定时自动放电、产生动作电位的节律细胞,带动整个心肌的收缩。心律如出现不齐,甚或各行其是,出现震颤,是攸关性命的毛病;人工节律器的发明,就是为了治疗这个毛病。再者,心脏内部虽然时时充满血液,但心肌细胞却不能直接利用其中养分,仍需由主动脉发出的冠状动脉深入心肌组织以为供应;要是冠状动脉变窄或遭到阻塞,就会造成俗称心脏病的心肌梗死,同样也是要命的事。

人类心脏平均每分钟跳动70次，但在50—100次的水平都算正常，在激烈运动时更可突破200次。无论如何，心脏在收缩之后必须先行放松充血，才能进行下一次的收缩；心跳过快，减少心脏充血时间，心输出量不增反减，不是好事。基本上，心脏属于间歇性而非持续性的泵，也因此会有一波波的血液离开心脏，以及上下起伏的血压。

循环系统

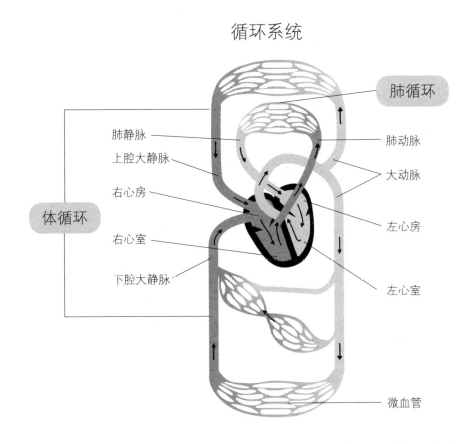

血液循环分成体循环与肺循环。左心室将充氧血（浅色）打入大动脉，进行体循环，氧气与养分在微血管进行交换后，缺氧血（深色）再经静脉回到右心房。右心室将缺氧血打入肺动脉，在肺部进行气体交换，成为充氧血再回到左心房。

血管的种类与功能

人体的血管按构造与功能可分成动脉、微血管与静脉三大类,它们彼此相连。以体循环而言,主动脉接收由左心室泵出的血液,一路往下分成各条大小动脉以及微动脉(arteriole),将血液运送至全身上下器官与组织。微动脉与微血管相接,是控制血流量的最后一道关卡,也是影响血管阻力最主要的所在。至于位于组织细胞外围的微血管,管壁只有一层细胞的厚度,可让物质在血液及细胞间液之间进行交换,执行着循环系统最主要的功能。血液离开微血管后,流入静脉,一路从微静脉、小静脉、大静脉,到上下腔静脉,回到右侧心脏,再进入肺循环,让缺氧血充氧,开始下一轮的循环。

前面提过,心脏属于间歇性泵,就好比旧式井水的汲水泵,把扳手往下压一下,就有一道水流被抽出,把扳手往上提,水又停了。问题是血液在血管中流动必须是连续不断的,如果在两次心跳之间出现空档、没有血液只有空气的话,则出现所谓的"空气栓塞",阻挡血液流动不说,严重的会造成心脏病及脑中风,甚至致命。

为了解决这个问题,身体把主动脉变成了第二个心脏,可在心脏放松时接手,让血流不致中断。其关键在于主动脉的管壁具有相当好的弹性:当接收左心室汲出的血液时,主动脉管壁会大幅扩张,将2/3的心输出量保留在血管内,只把1/3的血液往下游送去;等左心室放松时,主动脉管壁的回弹，再将1/3的血液往下输送，也就维持了连续不断的血流从主动脉流出。由于在心脏放松末期，主动脉里还保有1/3的心输出量，所以心舒压不会降到零点，最低仍有70毫米汞柱上下。

因此，主动脉管线除了负责接收心脏输出的血液，并分出各条大动脉供应心脏本身、头部、上下肢及胸腹腔器官外，还兼具血液及压力储存器的功能：在心脏收缩时将其储存起来，心脏放松时再释放出去。

Q 血液为什么会凝结？又该如何防止凝结？

A 在人体血管里流动的血液，一向带有神秘的色彩。人或动物如果失血过多，就活不下来，因此血液也被视为生命之液。由于人及动物死后动脉是空的，血液都给挤到静脉内淤积，因此古人假想出不存在的气，在动脉里流动，以至于气血不分。同时，血液还成了个性的象征，说人热血是恭维，冷血则是不齿；血缘等于亲源，血脉可以相传，亲人血浓于水，混血则不是好事。

事实上，血液是在多细胞生物细胞之间流动的细胞外液 (extracellular fluid)，协助养分与废物的运输。当生物变大变复杂后，体内就有血管系统的形成，使得这项运输工作变得更有效率，但也将细胞外液分成了组织间液 (interstitial fluid) 与血浆

(plasma) 两部分；血液除了液态的血浆外，还包括固态的血细胞，其中以红细胞数量最多，每立方毫米血液里就有 500 万之多。

组织间液与血浆虽然有血管壁相隔，但两者在微血管部位可互通有无，其方式包括部分血浆在动脉端被血压推挤出血管外，进入组织间液（红血球是不会离开血管的）；组织间液亦可在微血管的静脉端受到血液的渗透压吸引，进入血管。一般而言，离开血管的血浆量要大于回收的组织间液量，长久下来组织将出现水肿（edema），尤其是在下肢；但多出来的组织间液会由淋巴管吸收汇集，最终注入右锁骨下静脉，重回到血管系统。

血液在血管里要保持流动无碍，除了血管要畅通外，血液本身也必须维持在流体状态，也就是黏滞度（viscosity）不能太高，更不能凝结成块。血液当中血细胞与血浆的比例（血细胞比容，hematocrit）一般在 45% 左右，太高则增加黏滞度，不利流动，过低则代表红细胞不足，是为贫血。再者，血浆里携带的蛋白质、脂肪等大分子物质浓度也不能过高，像高血脂等症状会降低血液流动速率。更重要的是，血液在血管里不能轻易出现凝结现象。

血液凝结其实是身体的保护机制之一，只要血管受到伤害，造成血液外溢，凝血机制就会启动，在血管破裂处形成血栓（thrombus），以防止更多的血液流失。该机制是由血液当中的血小板（platelet）主导，此外还有十来个凝血蛋白的参与，形成一连串反应，最终活化的是凝血酶（thrombin）与纤维蛋白（fibrin）这两个凝血蛋白，将溢出的红细胞包住，形成相当结实的凝血块（blood clot），也就是血栓。

参与凝血的血液蛋白在平时都处于不活化状态，因此不会轻易就产生血液凝结，否则身体血管里随时出现血栓，可不是好事；血栓堵住了冠状动脉会造成心肌梗死，堵住了脑血管则会造成中风，都是严重的毛病。与此相反，也有人会遗传到某种有缺陷的凝血因子基因，使得身体有需要时血液也不易凝结，造成全身上下只要有少许内外伤就血流不止，是为血友病（hemophilia），也不是好事。

因此，血液凝结是必要的生理机制，在血管受伤的情况下不能没有它，但在正常情况下却不能轻易发生。人体所有血管的内壁都由一层平滑的内皮细胞（endothelium）组成，血小板或血细胞不会黏于其上；此外，内皮细胞还会分泌好些具有抗凝血作用的分子，进一步防止血栓的形成，血流也才能常保畅通。

不过身体在三种状况下，血栓生成的风险会大幅增加：一是血管内壁受损，二是血流异常，三是血液的凝结性过高。这些因子最早由德国病理学家鲁道夫·菲尔绍（Rudolph Virchow, 1821—1902）发现，故此被称为"菲尔绍三要素"（Virchow's triad）。其中第三点血液凝结性的异常，除了遗传因素外，还与激素有关，像雌激素会刺激凝血蛋白的生成，所以怀孕以及口服避孕药都会增加一些血栓形成的风险。

只要体内血管的内皮细胞有所损伤，露出下层胶原蛋白，就会引起血小板凝集，释放出促进凝血机制的分子，而形成血栓。除了内外创伤外，高血压是最常造成血管内壁伤害的原因；血管壁局部受伤引起的发炎反应还可能进一步形成动脉斑（plaque），也就是所谓的动脉粥样硬化（atherosclerosis）。动脉斑除了阻挡血流外，还容易造成血栓。

体内最容易形成血栓的血管，其实是位于下肢的大静脉。主要原因是静脉的顺应性高，管内经常塞满了大量血液，但压力也不会上升多少，血液仍流动缓慢；如再加上久坐不动，就有更多机会让血液在其中凝结。所谓"经济舱综合征"，指的就是这个毛病。

血栓除了在血管受伤处形成外，还可能脱离原始部位，随着血流在全身循环，是为移动性血栓（thromboembolus），俗称栓塞（embolus）。来自下肢静脉的栓塞可能进入肺循环，造成肺栓塞；来自左心的栓塞则可能进入脑动脉或冠状动脉，而造成中风或心脏病。因此对曾经有过中风或心脏病的人而言，防止栓塞形成是重要的预防措施。

一般俗称血液稀释剂或薄血剂（blood thinner）的药物，其实就是抗凝血剂，其中以可阻断血小板作用的阿司匹林为最便宜、方便且安全的药物；但如使用过量，造成如血友病患者那样体内该出现凝血处也不凝血，则适得其反。

第二节
血压以及影响血压的因子

"人往高处走，水往低处流"是自然界的通性；前者靠生存及名利的推动，后者则靠基本的物理作用力。任何流体之所以会移动，是在两点之间出现了压力差，导致流体从高压流向低压；而血液在血管当中的流动，靠的是血压。血压是由心脏收缩、将血液打入动脉血管所造成的压力，因此又称动脉压。心脏收缩时的最高血压为收缩压，平均是120毫米汞柱，心脏放松时的最低血压为舒张压，平均是70毫米汞柱。因此，正常人的血压在70—120毫米汞柱间随心跳上下波动。可以影响血压的因子很多，其中尤以血液量及血管的阻力最重要。

每分钟心脏排出的血液量，称为心输出量，是心脏每次收缩泵出的血量（心搏量，约70毫升）与每分钟心跳次数（约72下）的乘积（约70×72=5040毫升），约五升左右，与在全身血管中流动的血液量相当，因此血液每分钟可在全身循环一周。要强调的一点是：左心室与右心室的输出量基本上是相等的，如此才不会有血液滞留周边或肺脏的情形出现。

心输出量的大小与心脏的跳动速率和强度有关，主要受自主神经控制：交感神经刺激心跳速率与心肌收缩强度，副交感神经则抑制心跳速率。如前所述，心跳速率增加到某个程度，心脏收缩与放松的时间都大幅减少，血液回流量不足，导致心搏量下降，心输出量反而会降低。

至于对血流造成阻力的最重要因子，是血管的管径。根据基本流体力学公式，血管阻力与血管半径的四次方成反比；也就是说，半径缩小一半，阻力就变为原有水平的16倍，改变十分可观。各种可引起血管收缩或放松的物质（包括神经递质、激素及药物），只要造成一丁点血管半径的变化，就可大幅改变阻力，引起血压上升或下降，局部血流量减少或增加。

其余如血管长度与弹性，还有血液黏滞度等因子，也会改变血流阻力。血管长度一般是固定的，可视为常数；弹性则会随年纪而下降，但变化缓慢；至于血液黏滞度，它与红细胞和血浆的比例有关，只有在体液脱水或红细胞过多时才会增加。

基本上，人体内有相当好的血压调控机制，包括反应迅速的压力感受器反射（baroreceptor reflex）及较为缓慢的体液量控制。压力感受器位于主动脉弓与颈动脉窦，只要血压低于设定值，就会启动升压反应（主要是靠交感神经），增加心跳速率与强度以及周边血管的总阻力；要是血压高于设定值，则启动降压反应（主要是靠副交感神经），降低心跳速率与强度，以及周边总阻力。

此外，血压过高会增加肾脏排除钠及水分的量，造成血液量下降；血压过低则反过来增加水分及钠的滞留，增加血液量。其中机制除了单纯的物理作用外，还有许多激素的参与。这种经由改变细胞外液（包括血液）体积的做法，属于效果较长远但速度较慢的血压控制，将于第八章"泌尿系统"详细介绍。

Q 什么是高血压？高血压的成因为何？又该如何控制与治疗？

 血压对血液循环的重要性，无与伦比：没有血压或血压过低，将造成血液循环不良，人就活不下来；血压过高也不是好事，容易造成血管与器官伤害。人在不活动时收缩压/舒张压超过140/100毫米汞柱，就可定义为高血压。血压高的人不一定有不适症状，属于隐形疾病，但若不及早发现并予以控制，迟早会出现危及生命的并发症。

晓得血压（也就是动脉压）的成因以及影响血压的因子，也就不难了解为什么有人血压会升高。事实上，随着年龄增长，动脉管壁硬化（其中的弹性蛋白质老化），每个人的血压都会逐渐上升一些，这是无可避免的老化现象。

此外，有些人因动脉粥样硬化，管腔内有动脉斑堆积，管径变窄，导致血管阻力以及血压的上升；有人因为肾疾，导致水分滞留、血液量上升，血压也随之升高。后面这种情况称为肾性高血压，将于第八章详述。

糖尿病是另一个经常与高血压同时出现的疾病，其中原因很多，饮食习惯、体重与活动量是共通因子；体液过多、动脉硬化，以及胰岛素的量或作用不足，则是促成糖尿病患者容易出现高血压的直接因子。

还有人是由于遗传、生活习惯（譬如饮食过咸）或不明原因，增加了促进血管收缩因子的活性 [包括肾上腺素、血管紧张素 (angiotensin)、血管加压素（或称抗利尿激素）、内皮素等] 以及体液的堆积。不幸的是，绝大多数高血压患者都属于这种情况，也就是所谓原因不明的原发性高血压。

不论高血压的成因为何，保持健康生活习惯，好比均衡饮食、低油低钠与规律运动，避免体重过重、血脂血糖过高以及压力过大等，是降低高血压风险的首选方案。对于做不到这一点或效果不够好的人来说，服用利尿剂、肾上腺素β受体阻滞剂、钙离子通道阻滞剂，以及血管紧张素转换酶抑制剂等药物，以降低体液、肾上腺素作用、钙离子运输以及血管紧张素量，是目前最常用来降低血压的药物疗法。

对许多原发性高血压的患者而言，贯彻运动、减肥、放松情绪与忌口等健康生活之道，是首要任务；如果做不到或是血压持续偏高不降，那么服用药物是最有效的血压控制法，患者应遵医嘱每日服用，不能凭感觉自行停药；否则血压长期偏高，引起动脉硬化、中风、心脏病等严重并发症，就悔之晚矣。

Q 促进血液循环是怎么一回事？

A 前文提到，人体循环系统就像人类社会的电力及自来水供应系统，将氧及养分送到每个细胞门口；同时循环系统还兼下水道的功能，将细胞代谢产物如二氧化碳与尿素等，送往肺与肾这两个器官排除。如果体内少了这个系统，将造成身体各处的细胞组织坏死，终究个体也活不下来。因此，促进血液循环基本上是好的，却有但书。

人体循环系统在全身的分布，可谓无远弗届：人体内几百兆个细胞，每一个离开最近的微血管，都不会超过0.1毫米的距离。这可是实际需求下的产物，因为超过这个长度，绝大多数分子就不能有效地利用扩散作用从微血管抵达细胞，由此亦可想见人体的血管系统有多么繁复。据估计，成年人体内的微血管长度总加起来，可达四万千米，足以沿赤道环绕地球一圈。

人体微血管的数目虽然众多，却不是每条微血管随时都有血液流通；这是基于实际考虑的结果，要是每条微血管都同时张开，让血液流通，那么体内大部分血液量都将流入微血管，造成回心的血液量减少，心输出量随之下降，血压也不能维持；这种现象，也就是所谓的休克*（shock），可造成昏厥甚至死亡。这一点，与某个城市的所有住家在同一时间打开水龙头，会造成水压下降、水流量减少的情况，是类似的。

在任何时候，全身血液大约只有5%是在微血管内流动；但这5%的血液却执行着循环系统最根本且重要的任务，也就是物质交换。微血管本身只由一层内皮细胞组成，其管径也只容许单一血细胞通过，它本身并没有收缩放松的调控机制；真正控制血流量的是微血管的上一级血管：微动脉。

微动脉比微血管大不了多少，但外围有一层平滑肌细胞，可借收缩及放松肌肉，关闭或开启管腔，以控制血流。基本上，微动脉的控制分内源与外源两大类，也就是说信息不是来自微动脉本身所在的局部组织，就是由神经或血液从外界输入。

在一般情况下，微动脉的内源控制是最主要的机制；也就是说，微动脉会视局部组织的实际需求而反应。如果说组织的氧分压下降或二氧化碳（还包括氢离子及许多其他代谢产物）增

---

* 休克的成因，除了周边血管放松，阻力下降，造成血液在周边滞留外，还可能由大失血或心脏病造成，因此有低阻力休克（low-resistance shock）、低血量或失血性休克（hypovolemic/hemorrhagic shock）与心因性休克（cardiogenic shock）不等。

多，就会造成微动脉的放松，让更多血液流入，带来养分并带走废物；等情况改善后，就又会自行收缩，减少血流。因此，全身上下的微动脉都不时处于开开关关（放松收缩）的状态，如此一来，血液也不会都集中在周边的微血管，不会造成可能引起休克的情况。

至于微动脉的外源控制，以自主神经为主，血液中的激素为辅；那通常是在身体发生状况的时候，好比运动、压力、创伤、失血等，出现活性的增减，其目的是将血流做重新分配，以因应身体的需求。

以人在激烈运动时为例，心脏的每分钟输出量可以增加至平时水平的四五倍（从5升/分钟增至20—25升/分钟，训练有素的运动员还可能增至七倍）。血流量增加最多的是骨骼肌与心肌，这是可想而知的结果；此外皮肤的血流也有增加，目的是为了散热。至于腹腔器官（包括胃肠道、肾脏及生殖器官等在内）的血流量，则有大幅下降。所以说，人体血流的分布，可依实际需求而有大幅度的改变。

一般而言，循环系统的控制以维持足够的动脉压为首要任务，目的在于维系脑与心脏的血流供应无缺，因为这两个器官是最不能承受缺氧与缺葡萄糖供应的器官。因此在紧急情况下，身体会牺牲周边比较不重要的组织器官，尽量想办法维持脑与心脏的血液供应，也就出现有些部位的微动脉舒张而有些收缩的情形。

在大多数时候，身体血流的控制都运作自如，不劳我们费心；不过在寒冷的气候下，身体为了维持体温，会造成皮肤下方的微动脉收缩，降低皮肤（尤其是肢体末端）的血流量，以减少温度的流失；时间长了，组织难免受伤，如生出冻疮。还有长久保持某种姿势，也容易造成局部肢体的循环不良，比如处于睡眠时，或是长时间伏案工作，或是搭乘长途列车或飞机时挤在狭窄的座位上；只要不时起身活动一下，就会对循环有莫大帮助。甚至身体保持不动也可以收缩四肢肌肉，加速其中的血液流动。所以说适度的活动是促进血液循环的不二法门，并不一定需要激烈的运动。

自主神经对微动脉与静脉的作用以交感神经为主，副交感神经对血管几乎没有直接的作用。交感神经末梢分泌的去甲肾上腺素可通过作用于不同的受体，造成血管平滑肌收缩或放松两种完全相反的结果；这也是人在运动或紧急状况下，骨骼肌与心肌的血流量上升，其余脏器的血流量下降的主要原因。

交感神经的基础活性因人而异，有人长年手脚冰冷，有人则常保温暖，间接显示了周边微动脉的收缩与放松程度的不同。交感神经活性高的人，心跳速率也较快，这甚至还可能与个性有关，譬如A型性格的人，就容易这样。

除了交感神经外，还有许多影响微动脉收缩程度的局部及血液因子，比如可造成放松的一氧化氮（nitric oxide）与心房钠尿肽

(atrial natriuretic peptide)，以及造成收缩的血管紧张素、血管加压素与内皮素 (endothelin) 等。由于微动脉是血管阻力的最大来源，因此这些因子的多寡间接地造成了血压的上升与下降。

　　周边血液循环不良自然不是好事，长久下来难免造成细胞组织的伤害。这种情况有些是生活工作形态造成的，有些是自然的老化，还有许多则是由血管病变造成的，像高血压与糖尿病，便是常见的肇因。

第七章
呼吸系统

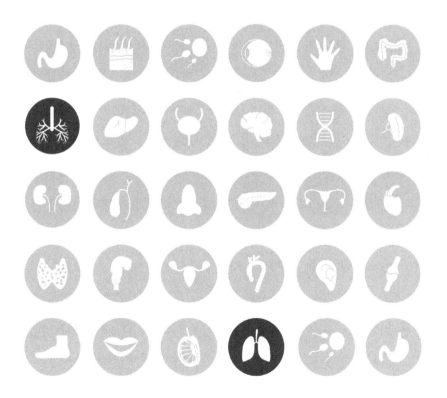

第一节
吸气与呼气的奥秘——你还有"气"吗？

人打从娘胎出来、发出第一声啼哭的那一刻，就开始了吸气与吐气的交替动作，直到咽下最后一口气为止。呼吸与心跳一样，都是人要存活下来不可或停的生理活动；只要呼吸或心跳停了，人也就过去了。

不过呼吸与心跳有个不同点，就是心跳速率一般不受我们的意志控制，而呼吸在一定程度内却可以，譬如我们可以憋住一口气不吸不吐一阵子；人在吃饭、说话、唱歌时，也可随时因需要停止或延长呼吸动作。这个不同点，主要是因为心肌属于不随意肌，由自主神经控制，而呼吸肌属于骨骼肌，可随意控制；当然后者也有限制，没有人能一直憋着气不吐不吸，这点将于本节Q&A"为什么人不可能一直憋气？"中介绍。

受过教育的现代人都晓得：我们吸入空气，为的是取得空气中的氧，好进行氧化作用，分解代谢有机分子，以产生身体所需的能量；只不过氧的存在以及氧在有机代谢中扮演的角色，还是近代的科学发现。对古人而言,气看不见、摸不着,只有在吐纳之间才感觉其存在;因此"气"一向笼罩着一层神秘的面纱,也伴随着许多不实的宣称。

古希腊人认为吸入肺里的空气可直接通往左侧心脏,经过加温及转变后,成为生命之气,再由动脉传送全身。古代中国人则以为气在想象中的经脉中流动,不但可以进行锻炼控制,还可能向外发功。至于古希腊人的想法,自16世纪经现代解剖与生理学研究启蒙以来,就已遭到摒弃,然而国人的养气练气之说却持久不衰,至今信者仍多。

空气同水一样,都属于流体;水往低处流,空气也一样,从高压往低压处流,形成所谓的"风"。血液在体内血管的流动,靠的是心脏收缩产生的推动力(血压);空气顺着呼吸道进出人体,靠的则是呼吸肌收缩产生的内外压力差。空气与血液的流动都遵循着基本的流体力学原理,并没有什么神秘莫测的力量参与其中。

引起人类呼吸动作最主要的肌肉,是分隔胸腔与腹腔的横膈膜(diaphragm)。横膈膜是一层膜状的肌肉,放松时像个倒扣的大碗,凸向胸腔;收缩时则变成扁平状,将下方的胃肝等腹腔器官往下压,因而增加了胸腔的体积。此外,位于肋骨之间的两层肌肉分别属于吸气肌与呼气肌,当其分别收缩时,能将胸廓稍微抬起或下压,进一步增加或降低胸腔体积。

根据波义耳定律,密闭空间内气体的体积与压力乘积为一常数:若体积增加,压力就下降;体积缩小,压力则上升,借以维持两者的乘积不变。同理,增加胸腔体积,胸内压就会下降;反之,减少胸腔体积,胸内压则会上升。

人类的呼吸系统是由一条只有一个开口的盲管分支而成。该管道从鼻孔开始，经过鼻腔、咽喉，进入气管，也就进入了胸腔；至于口腔于咽部与鼻腔后方相通，可作为代用开口。气管在胸腔上方分成左右两根支气管后，就一而二、二而四地一再分支，可多达23次，最终在末端形成数以亿计的微小囊泡，也就是肺泡，充满整个胸腔（除了心脏）。

这些呼吸管道在正常状态下是畅通无阻的，因此在两次呼吸之间，呼吸肌放松且胸腔体积没有出现变化时，胸腔内压（也就是肺泡内压力）与大气压是相等的。没有压力差，也就不会有空气在呼吸道流动。

然而，只要横膈膜有些微的收缩，往下移动，就会造成胸腔体积增大，胸腔内压下降，空气就会顺着压力差从一路通畅的呼吸道进入肺脏。反之，横膈膜的放松，使得扁平的横膈膜恢复成碗形，压缩胸腔体积，造成胸腔内压上升；于是，空气就从肺脏顺着压力差流经呼吸道，给呼出体外。

一般的呼吸动作会自然而然地进行，不需要意识的控制；那是因为位于脑干呼吸中枢的一些神经元，如同心脏的节律点细胞一样，会定期发出动作电位，让位于颈椎的脊髓运动神经元兴奋并放电；然后再经由左右两条膈神经（phrenic nerve）的传导，造成横膈膜的收缩，也就引起吸气动作。当神经停止放电，横膈放松，也就造成呼气。因此，吸气是主动行为，由收缩吸气肌造成；呼气则属被动行为，当吸气肌放松时，就会自然而然地发生。

肺脏表面与胸腔内壁各有一层胸膜包覆，分别称为脏胸膜与壁胸膜。两层胸膜非常靠近，但中间有一些液体分泌，可减少摩擦，有助于呼吸运动时两层膜的相互滑动。由于充气的肺泡组织有向内塌陷的倾向，胸壁则一般维持不动（甚至向外扩张），因此造成胸膜内腔的体积稍有增加，胸膜内压则下降成为负值；这个负压可避免肺泡的进一步塌陷及胸壁的继续扩张。

这个呈现负压的胸膜内压对维持肺脏的扩张十分重要；当吸气时，胸腔体积的增加会先造成胸膜内压的下降（变得更负），然后才是肺脏的扩张，呼气时则反之。如果胸壁及壁胸膜破了个洞（被利物刺穿或遭枪击），或是肺泡膜与脏胸膜开了个口（可能自然发生或由人工呼吸机引起），就会造成气胸（pneumothorax）这种毛病。此时胸膜内压会与大气

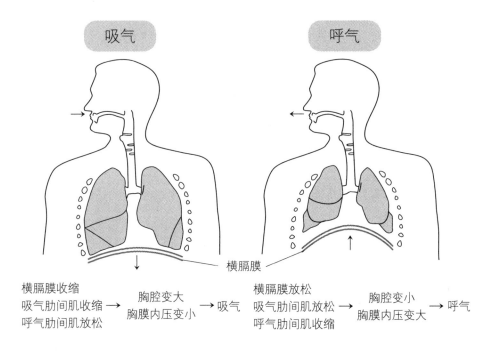

压力或肺泡压相等,不再维持负压;这么一来,吸气与呼气时,就不容易造成肺泡压与大气压之间的压差,不但空气难以进出肺脏,甚至还会造成肺脏塌陷,是可能致命的毛病。

 为什么人不可能一直憋气?

A 人在小的时候大都与同伴玩过憋气的游戏,看谁能憋得最久谁就赢;不过大家很快就会发现,不论怎么努力,一般人憋气只要半分钟左右,就会因胸部出现强烈难受的感觉,而被迫中断憋气。如果允许吐气,则可以持续更长时间不吸气,但也不会比一分钟长多少。

人不可能自我憋气到昏厥死亡的程度,这自然是演化出来的保护机制,因为神经细胞只要缺氧几分钟,就可能死亡;就算抢救及时,其所在个体也可能变成失去意识的植物人。因此,人的血管中具有对氧分压敏感的化学感受器,是相当合理的适应产物。再者,这些化学感受器位于体循环起始的主动脉弓以及颈总动脉分成内外颈动脉的岔口位置,也是再合理不过。

问题是这些能侦测氧浓度(以气体分压表示)的化学感受器并不怎么敏感,就算动脉血的氧分压下降了40%(从100毫米汞柱降到60毫米汞柱），肺的通气量也还没有显著改变；更别说人憋气半分钟到一分钟，血氧分压的下降更是有限，所以说缺氧不是让人憋不住气的主要原因。由于血液里大部分的氧由红细胞里的血红蛋白携带，就算氧分压降到60毫米汞柱，血红蛋白与氧的结合还有90%的饱和度，体细胞离真正的缺氧情况还早。

动脉的化学感受器除了能侦测氧分压外，还对氢离子的浓度敏感；而且敏感度比对氧高上许多：只要有10%的增加，换气量就会增加一倍。体内的氢离子除了来自无氧呼吸的代谢产物外（譬如乳酸），主要由二氧化碳与水形成的碳酸解离产生。因此换气不足（包括憋气）导致二氧化碳在体内堆积，也就会增加体内的氢离子浓度，造成所谓的"呼吸性酸中毒"（respiratory acidosis）。

除了位于动脉的化学感受器外，脑干当中的延髓部位也具有对氢离子浓度敏感的化学感受器。中枢神经细胞外液的氢离子，来自二氧化碳与水形成的碳酸；所以换气不足导致的二氧化碳滞留，可同时刺激中枢与周边的化学感受器，来增加呼吸的频率与深度。

这些氢离子化学感受器虽然敏感，却还不能完全解释人为什么一口气不能憋太久；显然还有其他的因子参与。先前提过，将吸气时收缩的横膈膜缓慢放松吐气，可以延长两次吸气的时间；因此，肺部及/或横膈膜当中感知长度或张力的牵张感受器，在吸气后感到兴奋，可能发出抑制吸气及/或兴奋呼气的讯号，让人忍不住非得吐气不可。这一点从抑制肺部牵张感受器的传入神经以及麻醉横膈膜的实验，可以得出延长两次吸气之间时间的结果，得到佐证。

有好些办法可以延长憋气的时间，譬如在憋气前先行过度换气、吸入纯氧，以及避免任何活动以降低代谢率等都是。此外还有一项有效延长憋气时间的办法，就是将口鼻浸入水中，包括潜水在内。水生哺乳动物及鸟类都有这种潜水闭气反射，显然人类也遗留了部分水生远祖的这种能力。

经由上述做法，有少数受过训练的人缔造了长达十分钟之久的憋气纪录。在自携式水下呼吸装置发明前，自由式潜水是某些行业必备的技能，好比日本的采珠女以及水上救生员。游泳竞赛选手也会在下水前利用过度换气，尽量延长在水下憋气的时间（甚至因此出现过脑部缺氧昏迷而溺毙的不幸事件）。因此晓得自身身体极限，不轻易挑战，才是明智之举。

 如何治疗打嗝？

A 每个人都打过嗝，甚至有人观察到在母亲肚子里的胎儿也会打嗝。打嗝是控制横膈膜的膈神经出现周期性自发放电，引起横膈膜的突发性收缩后再放松，使得胸腔体积于瞬间改变

(先变大后缩小)，造成空气在连接肺脏与外界之间的气管进出（这也是呼吸的原理）。只不过打嗝时，控制喉头开口的会厌软骨并没有同步开启，以至于空气的进出受阻，而造成"呃"的一声。

横膈膜属于可由意志控制的骨骼肌，是由脊髓的运动神经控制。横膈膜虽然位于胸腹之间，但在发育之初却源自颈部组织，再逐渐下降至心肺下方、胃肝上方的位置；至于控制横膈膜的膈神经也是从颈椎脊髓发出，一路往下走到横膈膜。因此，控制喉部食管上方肌肉以及会厌软骨移动的运动神经细胞，与膈神经一样，都位于颈椎的脊髓部位，彼此之间也互有联系。

引起打嗝的原因并不清楚，但最容易引起打嗝的情况，是有食物通过食管时，尤其是吃太快食物噎在食管里。这种打嗝通常为时不长，会自动停止。但也有人在没有吃东西时突然打起嗝来，好一阵子也不停止，相当扰人。

坊间有许多治疗打嗝的"秘方"，包括憋气、拍后背（说是越突然越好）、喝水（还要弯腰）、嚼冰块、吃糖，以及按掌心等。我小时候读过一则方法，要人拿一碗水，上面交叉放两根筷子，然后就碗口四个方位各喝一口水。这些经验之谈或许是有点用，却说不出个道理来。

很多人都晓得喝水或吃东西可以治疗打嗝，但不知原理何在，以至于操作不得法，喝了一肚子水也未必见效。其实重点不在于喝了多少水，而在于利用饮水引起的吞咽反射。人在进行吞咽反射时，会活化控制喉部会厌软骨以及食管上方肌肉移动的运动神经细胞，连带压抑了位于相近脊髓部位、控制膈神经的运动神经细胞。

问题是单单一两次的吞咽动作所引起的压制作用并不够，打嗝者得在短时间内主动引起连续十来次左右的吞咽动作，才能确保有效。吞咽动作是种反射，可由推到舌头后方的食物或水引发；要是口里没有东西，是很难引起连续吞咽动作的（读者不信可以试试，就连一直吞口水也会很辛苦）。

但一口气喝上一大杯水也不见得有效，因为由此引起的吞咽动作有限。正确的做法是含一口水在嘴里，分四五次吞下（每次越小口越好，这样一口水就能吞咽多次），然后再重复个一两回，即可奏效。如此一来，只要喝上一小杯水（甚至一两口水）就能达到效果。

此外，还有人提出抬高上臂以及引发呕吐反射来抑制打嗝，其机制与吞咽反射类似，都是利用活化颈椎附近的运动神经元来抑制控制膈神经的运动神经元。提高上臂的做法可与吞咽动作同时进行，引发呕吐则不是一件让人舒服的事，能免则免。

通气与循环——心肺本是一家人?

生理学里有"心肺一家"的说法,那是指肺脏与心脏的关系密切,它们不但都位于胸腔,同时从右心室发出的肺动脉将血液送往肺脏循环一周后,又回到左心房,开始全身的循环。血液流经肺循环的目的,自然是为了取得空气中的氧,以及排除体内代谢生成的二氧化碳;因此,肺部血液循环与肺部通气之间取得平衡,达到最佳的换气效应,是控制肺循环与肺通气量的最终目的。

上一节中介绍过,气管经过二十余次的分支后,形成三亿个左右的微小肺泡,构成肺脏,并塞满绝大部分的胸腔;如果把所有肺泡的表面积总加起来,可有60—80平方米,相当于半个网球场那么大。同时,每个肺泡外围,也都有同样繁复的微血管分支围绕,使得血液与空气之间只隔了两层细胞膜的距离,其厚度小于0.5微米,小分子的氧与二氧化碳可轻易顺着血液与肺泡腔空气之间的浓度差异,经由扩散作用就达到两侧的平衡。

气体的浓度以分压表示，譬如大气压力为760毫米汞柱，氧占了其中21%，换算成分压则是160毫米汞柱（760×21%）；而二氧化碳的浓度只有0.03%，因此分压值为0.23毫米汞柱（这个值虽然低，但稍有增加，却是造成全球变暖的罪魁祸首）。当空气通过呼吸道进入肺泡时，上述氧和二氧化碳的分压值会有相当大幅度的变化：氧分压将降为105毫米汞柱，二氧化碳的则增至40毫米汞柱；造成这种变化的原因有二：一是有水分子的加入，二是吸入空气与呼吸道中的剩余气体进行了混合。

上述空气组成的计算，是使用不含水分的干燥空气数值；一般空气或多或少都含有一些水蒸气，浓度视环境与温度而有不同。但空气在通过呼吸道进入肺泡时，由于呼吸道表皮细胞的分泌，其中水蒸气会达到饱和的程度；在体温37摄氏度的环境下，其分压相当于47毫米汞柱。因此，单单只是加入饱和的水蒸气，其他条件不变，就会把肺泡的氧分压降低为150毫米汞柱〔（760－47）×21%〕。

然而造成更大影响的，是前次呼气后还留在肺泡，以及留在不具备换气功能的呼吸管道中的气体。留在肺泡的气体仍会不断与流经肺微血管的血液进行气体交换，使得氧分压继续下降，二氧化碳分压继续上升；留在呼吸道的气体是经过肺泡换气的气体，其中氧分压已显著下降，二氧化碳分压则显著上升。当我们吸气时，最先进入肺泡的气体，就是呼吸道里经过换气的气体，然后才是新鲜空气。这些新旧气体与留在肺泡中的气体混合，再加上与血液中气体的交换，也就造成了肺泡中的平均氧分压降为105毫米汞柱左右,二氧化碳分压则高达40毫米汞柱。

虽然肺泡的平均氧分压与大气氧分压相比,下降甚多(从160毫米汞柱降至105毫米汞柱),但与右心室送抵肺脏的缺氧血的氧分压(40毫米汞柱)相比,还是相当高;因此缺氧血在通过肺脏后,仍可达到将近饱和的携氧量。对二氧化碳来说,其肺泡分压虽然升至40毫米汞柱,但肺动脉血当中的分压值超过45毫米汞柱,因此也还有足够的压力差供气体交换。

气体在肺泡与肺微血管之间的交换速度很快,通常血液流经肺微血管全长1/3的距离就已完成,剩下2/3的距离则属于储备功能,以备不时之需。譬如人在运动时,心输出量可增加3—5倍,血液流经全身的速度也随之加快;即使如此,血液流经肺脏时还能获得充分的气体交换。

然而就算在休息状态,由肺静脉带离肺脏、回到左心房的充氧血的氧分压,一般也要比肺泡氧分压低上5毫米汞柱(也就是100毫米汞柱),在病理情况下,该数值还会降得更低。造成这种现象的原因,是由于通气量与灌流量的不对等,也就是说肺脏中有些区域的气体通气量比血液灌流量高,或是灌流量比通气量高,任一种情况都不能达到有效的气体交换。

通气量与灌流量不对等的一个极端,是只有通气而无灌流,好比上述不具气体交换功能的呼吸道空间,称为"解剖无效腔",以及某些血管遭到阻塞、无血液流经的肺泡,称为"肺泡无效腔";而另一个极端,则是只有血液灌流而无空气进出(好比呼吸道出现阻塞的肺区),称之为"分流"。

除此之外,由于空气与血液本身性质的差异,也造成两者在肺脏的分布出现差异:空气轻,习惯于往上方走,所以肺脏顶端的换气程度会比底部大；反之，血液较重，喜欢往低处流，所以肺脏底部的血流量比顶端多。这种先天的通气量与灌流量不对等，造成肺脏顶端的通气量大于灌流量，肺脏底部则相反，灌流量大于通气量；两处都出现不对等的状态。

因此，就算在正常人体内，离开肺脏的充氧血的氧分压也会比肺泡氧分压低上5毫米汞柱左右。这点差异对健康没有任何影响，但在有病的肺脏或心脏，情况就可能恶化，而得不到充分的换气。

Q 深呼吸有什么好处？

A 呼吸吐纳之术，一直是习武修道之人强调的修炼，也有许多夸张不实的宣称。归根究底，还是前人对虚无缥缈的气以及气在体内的去向认知不清，有以致之。但话说回来，深呼吸对身体确实有一般人想象不到的许多好处，值得介绍一二。

一、增加通气量

深呼吸又叫"腹式呼吸"，是靠意识控制横膈肌与吸气肋间肌产生最大的收缩，尽量增加胸腔体积，吸入最多的空气。一般无意识的呼吸，进出呼吸道的空气量约500毫升，扣除呼吸管道约150毫升不具换气功能的解剖无效腔，真正进入肺泡产生气体交换的通气量只有350毫升；然而深呼吸一口最多可吸入3500毫升的空气，约是一般通气量的十倍左右，因此是最有效增加通气量的呼吸方式。人在疲倦时打哈欠，也是不自觉地增加通气量的行为。

除了增加实际的通气量之外，对某些微支气管阻塞造成塌陷的肺泡而言（常发生于手术后病人），由深呼吸引起邻近肺泡的扩张，可打开肺泡间相通但平时关闭的孔隙，让空气流入塌陷的肺泡，以增加换气量。鼓励术后病人深呼吸，还有帮助刺激气管纤毛运动、清除分泌液等好处。

二、增加运动量

深呼吸靠的是横膈肌与肋间肌的主动收缩，其方式与活动身体四肢及其他部位的肌肉并无不同。同时，我们还可以控制横膈肌的放松速度，将气缓慢吐出。因此所谓的修炼"内功"，就是利用体内呼吸肌做工，也是我们随时随地都可以进行的运动，包括唱歌、静坐在内，可说是最方便的运动。

三、增加表面活性素分泌

肺泡表面有一层薄薄的水膜，这是自然形成的细胞外液，但其量受到严格控制；除非因肺组织受伤发炎或淋巴管阻塞而造成肺积水，否则不会影响换气。水分子间的吸引力（内聚力）会形成表面张力，是造成撑开的肺组织回弹的主要作用力之一。肺泡中有少量细胞可分泌一种脂肪与蛋白质的混合物，通称"肺表面活性物质"（surfactant）；肺表面活性物质属于双性分子（带有极性与非极性区，可同时溶于水与脂肪），作用有如清洁剂，能降低水分子的内聚力，也就是肺泡的表面张力，使得肺泡更容易张开，让我们不费什么力气就能呼吸。肺表面活性物质于胎儿足月出生前才开始合成分泌，故此早产儿常出现呼吸窘迫综合征，需要辅助呼吸才能存活。

肺表面活性物质的密度会因肺泡大小而有不同：小肺泡的表面积小，因此表面活性物质的密度高，这会降低肺泡的表面张力；反之，大肺泡的表面活性物质密度低，表面张力则较高。由于肺泡压差与表面张力成正比，与肺泡半径成反比，所以表面张力如果不变，小肺泡的压力就会比大肺泡大，将造成小肺泡里的空气向大肺泡移动，小肺泡萎缩，只剩下大肺泡的结果。因此肺表面活性物质的存在及其密度变化，将可平衡因肺泡大小不一造成的肺泡萎缩，以及整体肺泡表面积的下降。由深呼吸引起的肺泡撑开，是引发肺表面活性物质分泌的有效刺激之一，这是深呼吸的潜在好处之一。

四、增加副交感神经活性，降低紧张压力

深呼吸造成肺泡的撑开，还会刺激位于肺脏表面的牵张感受器，活化第十对脑神经迷走神经的末梢，再经由反射作用，活化了迷走神经的副交感神经分支，这将造成心跳变慢、血压降低等"放松"的结果。因此，人在紧张时深吸一口气，除了取得所需的氧气外，还有助于消除紧张。

总而言之，深呼吸的好处多多，每个人都该养成习惯定时做上几回，当能常保健康。

 什么是阻塞性肺病？

只要是人，大概都有过感冒鼻塞的经历；如果只有一个鼻腔塞住了，可以用另一个呼吸；就算两个都塞住了，还可以用口呼吸。但要是气管、支气管及/或微支气管等管线被塞住了，严重的将造成窒息，轻微的也会增加呼吸动作的负担，以及出现缺氧及酸中毒（由二氧化碳滞留造成）等情况。这种情况持续久了，病人的体力不堪负荷不说，也会有生命危险。

气管与大型的支气管都有C形的软骨支撑，不至于塌陷；但C形开口处有肌细胞相连，因此经由肌肉的收缩与放松，仍能改变管径大小。至于微支气管就没有软骨，却有肌肉层，因此可造成管径的大幅缩减。位于呼吸道的肌肉属于平滑肌，由自主神经系统的交感与副交感神经控制：交感神经分泌的去甲肾上腺素会造成呼吸道肌肉放松,副交感神经分泌的乙酰胆碱则造成收缩。

人在面对压力时,交感神经会感到兴奋,因此引起呼吸道扩张,好让空气更容易进出肺脏,以因应危机需求。人在运动时也有同样的交感神经反应,使得增大的呼吸量得以顺利通过呼吸道,让身体获得更多的氧,以及排出更多的二氧化碳。先前在第六章"循环系统"提过,人在运动时血流量可增加数倍之多;在这种情况下,通常呼吸量也会有等量的增加,让通气与灌流之间维持在相对的平衡。

除了自主神经外,肺脏的微动脉与微支气管还受到氧分压及二氧化碳分压所调节:在通气不良的区域,局部血流中的氧分压会下降,将造成该处的微动脉收缩,以减少血流往该处流(这一点与身体其他组织的微动脉控制正好相反);反之,在血液灌流不足的区域,肺泡的二氧化碳分压会降低,将造成微支气管的收缩,以减少空气往该处流。这两种局部控制都是为了促使肺脏局部的通气与灌流有最好的配合,但对于缓解通气不良或循环不良,却没有什么帮助。

空气在呼吸道当中的流动,与血液在血管中以及水在水管中的流动是一样的,都受到相同的流体力学原理支配;也就是说流量与压力差成正比,与管径的四次方成反比。如同先前谈过的血压控制,微动脉的稍微收缩,降低管径,就能大幅增加血管阻力以及血压;同理,呼吸道的收缩变窄,也会大幅增加阻力,让人吸气与呼气时要费更大的劲（制造肺泡与大气之间的压力差），才能维持相同的通气量。通称为"阻塞性肺病"的一些疾病，如哮喘、慢性支气管炎以及肺气肿等，都有呼吸道阻力增加、通气量减少，以及呼吸费力等问题。

哮喘是一种呼吸道的过敏反应，造成呼吸道发炎以及收缩，以至于妨碍了呼吸的顺畅。哮喘既是过敏反应，也就有先天与后天因素。哮喘有家族遗传，目前已发现有上百个基因与哮喘有关；这些基因的产物大多数参与了细胞活素、肾上腺素受体以及免疫细胞的生成与活化等过程，后者则直接或间接地引起了哮喘。

至于后天因素，指的自然是环境因子。环境中已知的致敏源多如牛毛，仅空气中能引起呼吸道过敏反应的因子就多不胜数，举凡尘螨、花粉、烟雾等都包括在内；人既然不可能不呼吸，那么也无可避免地要接触空气中的杂质。一般人的上呼吸道有各种机制可以阻挡及限制空气中的微粒子深入肺脏（参见本节 Q & A "什么是痰？"），同时对于空气中多数粒子，也不会有过激的反应；只不过在先天易感的人身上，就可能引起发炎反应，导致平滑肌收缩、微血管渗漏、局部水肿、黏液堆积等后果，都不利于空气的进出，也造成所谓的哮喘。

哮喘这种阻塞性肺病，通常是可以防范、治疗及恢复的，患者也只有在发作期间，才能感觉到因呼吸道阻塞而造成的呼吸困难；但另外两种通称为"慢性阻塞性肺病"（chronic obstructive pulmonary disease, COPD) 的毛病，即慢性支气管炎与肺气肿，虽然也可以防范及治疗，却不完全可逆，也具有更大的致命风险。

顾名思义，慢性支气管炎是支气管受到长期感染而发炎的病症，某人只要一年有三个月时间，或连续两年都有支气管发炎症状，就可归入慢性支气管炎患者的行列。造成慢性支气管炎的主要原因是抽烟及空气污染，也就是呼吸道经常受到吸入烟尘及污染物的刺激与感染，导致腺体细胞肥大，分泌大量黏液。再者，呼吸道表面的纤毛功能受到烟尘抑制，使得黏液滞留；再加上细菌及细胞的残骸，黏液越变越浓，阻挡了呼吸道，造成呼吸困难。患者因此经常咳嗽不断，希望能清除呼吸道阻塞，因此不时会吐出一口浓痰来。

至于肺气肿的病理，则与慢性支气管炎完全不同，那不是由发炎反应造成的，而是因为肺泡及末端微支气管的分隔及管壁遭到破坏瓦解，使得原本类似葡萄串般的肺泡群以及葡萄串上方的纤细微支气管，都变成了一个膨胀的大泡泡。这么一来，肺泡换气的表面积减少不说，肺泡及微支气管本身也丧失了弹性，造成换气困难以及空气滞留。肺气肿患者每呼吸一口气都得费额外的力气，随时处于空气饥渴状态。

肺气肿的成因，主要是肺泡组织缺少了一种抑制蛋白酶的物质，以至于由白细胞分泌的蛋白酶不受控制，而逐渐破坏了组成肺泡及微支气管的弹性纤维蛋白。造成这种缺失的原因，有先天的也有后天的：少数患者是由于基因缺失，多数则是由于持续吸入烟尘所导致。因此，虽然慢性支气管炎与肺气肿的发病机制不同，但起因可以是一样的，就是抽烟及空气污染。

总之，不管是什么原因造成了呼吸道阻塞，只要是空气进出肺脏有困难，都是让人痛苦且对生命有危险的严重问题。除了有哮喘病史者要尽量避免吸入致敏源外，不吸烟以及避免生活在空气污染的环境，是避免罹患阻塞性肺疾最重要且最容易做到的事。

Q 什么是痰？

A 吐痰这项行为，似乎是中国人的"国粹"。小说里描写人物，经常提到有人发出"吭—咔—啐"三声，把一口浓痰吐在地上的举动。痰盂也曾经是家中常见的摆设，通常放在两把太师椅中间的小茶几前，好让主客两便。

喉咙里有口痰，自然是一吐为快，但随地吐痰之行为，则让人诟病，不仅有碍观瞻，甚至还可能散布病菌，故此早就为现代国家公民所扬弃，唯独中国人似乎积习难改，不时得以公权力介入，禁止随地吐痰。问题是："痰"到底是什么东西？为什么中国人有这么多痰好吐？难道真是中国人的体质有问题？

后面这个问题的答案，自然是否定的。中国人里无痰可吐的，绝对仍占多数，只不过中国人口多，就算只有1/10的人经常有痰，其中再有一部分人随地乱吐，总加起来也就数量可观，而予人"到处有人乱吐痰"的印象了。

至于要问"痰"是什么，得先从呼吸道谈起。人体的呼吸系统是为气体交换而存在，为了防止吸入空气时把有害物质给一并吸入，上呼吸道设有许多防御设施，像鼻毛、鼻甲、黏液、纤毛以及吞噬细胞等都是，目的不外乎将空气中杂质给挡下或消灭，不让其深入肺脏，造成伤害。其中由呼吸道表皮细胞所分泌的黏液，即"痰"之源。

对健康的呼吸道而言，黏液的分泌是持续不断的，但不至于造成堆积，理由是表皮细胞表面还有一层纤毛的构造；这些纤毛的不停摆动，会将黏液从支气管一路往上送到气管，再往上送到气管与食管交会的口咽部位。接下来，一个吞咽动作就把黏液给送进了食管，由消化系统分解、吸收及排除。所以说，"痰"是人人都有的，只是分量不足以让人察觉及吐出罢了。但有好几种情况，会增加痰液的分泌。

最常见的，是呼吸道遭受细菌或病毒感染（好比感冒），引发体内的防御反应，也就是造成表皮细胞发炎，而分泌大量带有死细胞及病菌的痰液，导致咳嗽及吐痰的行为。这种情况除非转成慢性支气管炎，否则随时间推移会逐渐好转。

再来，持续吸入含有大量污染物的空气，也会刺激呼吸道黏液的分泌，而产生明显可见的痰液。许多行业，像采矿、油漆、木工以及各种工厂，都免不了空气污染的问题，甚至某些地区空气的含尘量一向就偏高，生活在当地的人，也就无法避免吸入大量尘埃。

除了自然及工作场所的污染因子外，另一项重要且常见的人为因子，就是抽烟。烟叶燃烧产生的烟尘里，含有无数微粒子及上千种化合物；瘾君子定时点燃一根烟，也就不断吸入会刺激痰液分泌的烟尘。尤有甚者，香烟还会抑制纤毛的摆动，延长黏液滞留在呼吸道的时间，使得增多的黏液堆积的时间更长，也造成更浓的痰。因此，抽烟是造成慢性支气管炎的最重要因素，抽烟的人多痰也是不可避免的后果。

由此观之，空气质量若不改善，抽烟人口若不减少，禁止随地吐痰的运动也难见成效。"严刑峻法"或可改善随地乱吐之行为，但对造成多痰的生理因子并无影响，这是主事者必须认清的事实。

第八章

泌尿系统

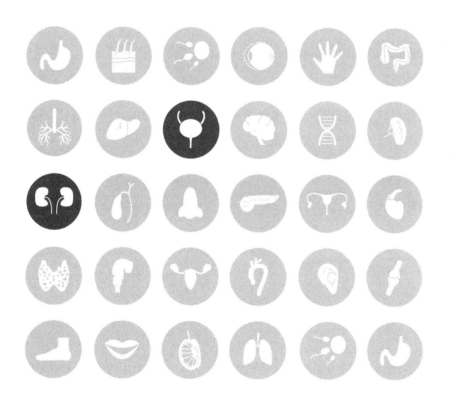

人体的下水道——过滤器、蓄水池与排水管

人在一天当中，有几件事是固定要做的，像是吃喝拉撒；但非做不可的，只有喝与撒两项，吃与拉则可以暂停几天无妨。这点一般人就算没有亲身经验，大抵也有所闻：像是辟谷或绝食者可持续数周不食，便秘者可能数天不上大号；但人如果一天不喝水或不排尿，将会非常难过且难以办到，因为人体会不断地从肾脏、呼吸道及皮肤流失水分，膀胱也持续接受肾脏排出的水分而逐渐胀大。如果不适时补充水分及排尿，身体将逐渐脱水，膀胱也终究会失禁；这些都显示了水在体内的重要性。

体液的分布

人的体重有60%是由水构成（以60千克体重计，约36升），因此"人是由水做的"不只适用于女性，也适用于男性；甚至男性体内的含水量还

更高一些,那是因为女性的体脂肪含量较高,而脂肪细胞的含水量较低所致。其实人体内2/3的水分(24升)都位于细胞内,称为细胞内液,是细胞质的主要成分;其余1/3(12升)位于细胞外,称为细胞外液。细胞外液中有75%—80%位于细胞与细胞之间的空隙,称为细胞间液(约9升),也就是组织液;其余20%—25%则位于血管当中,也就是与血细胞一起组成血液的血浆(约3升,占全血的55%,其余45%是血细胞)。

体内水分在细胞内液与细胞间液之间,以及细胞间液与血浆之间可以双向流动,互通有无,维持着动态的平衡;而决定水分子流动方向与数量的,是细胞内液、细胞间液与血浆三个区间的渗透压以及静水压(在血管当中就是血压)。了解水在体内的分布、移动与调控方式,是了解泌尿系统运作的先决条件,有必要先行介绍一二。

水在体液间的移动:渗透

水分子穿越选择性屏障,从高浓度往低浓度移动的现象,称为渗透(osmosis)。决定水浓度高低的,则是水溶液里溶质的浓度:溶质的浓度越高,水的浓度就越低,其渗透压(osmolarity)也越高,容易吸引低渗透压溶液的水分朝该溶液移动。渗透压的计算,是以溶质分子的摩尔数而非重量为单位,因此小分子的离子,如钠、钾、氯、钙等,要比大分子的蛋白质对渗透压的影响力更大(在相同质量下,离子的摩尔数要比蛋白质高得多)。因此人的饮食过咸,也就是食入过多的氯化钠,将增加细胞外液的渗透压；那不但会引起水从细胞内液往细胞外液的方向渗透，还会引起口渴，让人摄入更多水分，造成细胞外液的体积增加，间接引起血压上升。

体内三个体液区间的分界，是细胞膜及微血管壁；因此只要细胞间液的渗透压比细胞内液高，水就会从细胞内穿越细胞膜往细胞外渗透，细胞也将脱水而萎缩；反之，如细胞间液的渗透压比细胞内液低，水就会从细胞外往细胞内渗透，细胞则将充水而膨胀。

同理，当微血管中的血压升高，或是渗透压变低，血液中的水分将透过微血管壁朝细胞间液流动，造成组织间水肿；好比人站立久了，下肢会肿大一些；患有肝病的人，血浆蛋白量低落（肝脏是制造血浆蛋白的主要所在），会造成全身水肿，甚至腹水肿。反之，因失血或食用盐分过高，造成血压下降或血液渗透压上升，将促使水分从细胞间液往微血管腔流动，以增加血液体积，恢复血压及血液渗透压，间接则造成细胞脱水。

晓得体液在身体不同区间的分布情形，以及彼此互通有无的方式，就可以了解泌尿系统（尤其是肾脏）在调节体液的组成与体积上扮演的重要角色；因为肾脏是人体控制水分及盐分流失最重要的器官。在正常情况下，人一天可从尿液排出1.8升的水，但在极度缺水的情况下，可降至0.4升（这是必要的水流失量，因为人类肾脏不可能将尿液浓缩到完全不含水分）。同样地，肾脏也能因应摄食的食盐量，而排除相等数量的钠离子。

肾脏的基本单位：肾单位

泌尿系统的主角是肾脏，位于腹腔后方，左右各一；因位于后腰部，中国人俗称腰子。肾脏以输尿管与位于耻骨后方的膀胱相连，将尿液注入其中；膀胱再以一条尿道通向体外，将尿液排出。由于男性的尿道与输精管最后汇成一条，所以生殖与泌尿系统常被混为一谈，导致中国人有"肾亏"是性功能不足的错误观念。

肾脏基本上是血液的过滤净化器，一天下来，肾脏总共过滤了180升的血浆，也就是说，全身血液在一天内被肾脏净化达60次之多（180升除以血浆体积3升），其重要性由此可见一斑。除了水分子与上述钠钾离子外，还有血液中各种代谢废物、食物药物中的化学成分，以及多余的氢离子等，都会经由肾脏过滤，并通过尿液排出体外。如果肾脏出了问题，废物在体内滞留，人全身上下都会出现问题。如果不利用人工透析机帮忙（俗称洗肾），甚至移植肾脏，终将危及性命。

肾脏的基本功能单位称为肾单位（nephron），是由血管及肾小管组成的复杂管线。左右肾脏各拥有上百万个肾单位，每个肾单位都执行着过滤、重吸收及分泌的作用；因此，所有肾单位的功能总和就是肾脏的整体功能。一如人体所有的组织、器官与系统都有相当大的储备功能，以应不时之需或某种程度的损伤，肾脏也一样；人不需要两个肾脏，也不需要单一肾脏中所有肾单位都同时运作，就能存活。但这不代表我们就可以滥用身体，不加珍惜；就好比金山银山也有用完之日，等到身体储备功能耗尽，健康亮起红灯，则悔之晚矣。

肾单位的功能：过滤与重吸收

血液从形成球状的微血管（称为肾小球）通过两层细胞的间隔，过滤进入肾小管腔。这个过程与水分在全身微血管与细胞间液之间的流动基本相同，控制流动方向的力量也一样：静水压及渗透压之差。一般而言，肾小球的血压比一般微血管的血压要高，加上表面积大，因此才会有上述的巨幅过滤量。基本上，血浆中除了大分子蛋白质以及少数与蛋白质结合的物质外（譬如钙、脂肪酸、类固醇激素等），其余组成都会进入过滤液，包括许多对身体重要的组成成分，如葡萄糖、小肽及钠钾离子等。

拿180升的过滤量与每日1.8升的正常尿量，以及过滤液与尿液的组成相比，就可轻易看出除了过滤之外，肾单位还有其他的重要功能；也就是说，过滤液在通过肾小管腔进入输尿管之前，还会经过大幅度的重吸收与分泌，以调整其体积与组成。最终形成的尿液，基本上不含营养物质，而富含代谢废物，至于水与盐分含量，则随体液浓度而变。

肾小管的重吸收过程基本上与小肠的吸收作用类似：待吸收物质都需要从管腔穿越一层细胞（在此是肾小管细胞），进入细胞间液，然后再穿过附近的微血管管壁，进入血液循环，回到"体内"；而重吸收的机制

也同样是耗能的主动运输,可将过滤液
中有用的营养物质逆着浓度梯度,完全
吸收。

肾小管细胞膜上最重要的主动运
输系统,是细胞里最常见的钠钾泵,可
将三个钠离子送出细胞外,并将两个
钾离子送进细胞内,造成细胞内外的
钠钾离子都有10—30倍的浓度梯度,
而促使钠离子容易往细胞内流动,钾
离子则反之。再者,在肾小管细胞管
腔面的细胞膜上,有可同时输送钠离
子与营养物质(葡萄糖及氨基酸)的转
运蛋白(transporter),可利用钠离子的
浓度梯度,在把钠离子从管腔带入细
胞内之际,同时将葡萄糖及氨基酸带
入;然后再顺着浓度梯度,经由位于另
一侧细胞膜上的辅助扩散运输系统,
进入细胞间液。

由于输送营养物质的转运蛋白数
量及其效率都有其上限,如果过滤液里
的浓度超过该上限,营养物质就不能被

泌尿系统

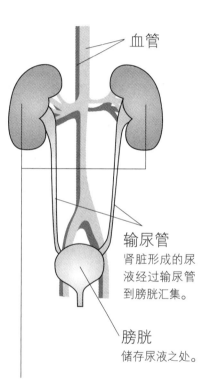

血管

输尿管
肾脏形成的尿
液经过输尿管
到膀胱汇集。

膀胱
储存尿液之处。

肾脏
每个肾脏含有上百万个肾单位。血
液进入肾丝球,会先进行过滤作用,
在肾小管腔形成滤液;肾小管进行重
吸收作用,将滤液中绝大多数养分回
收,并维持体液平衡;肾小管末端还
可进行分泌作用,将某些物质排入过
滤液,最终形成尿液。

完全吸收，而出现在尿液中。例如血糖控制出现问题、造成血糖浓度高过某个数值的人，营养物质就不能完全被肾小管吸收，而出现在尿液中，是为糖尿病（参阅第五章第一节 Q & A"什么是糖尿病？"）。

至于过滤液当中的水分，则会顺着由钠离子及营养物质所造成的渗透压差，一并流入管腔细胞，再一并从另一侧细胞膜流出细胞，进入细胞间液。以往生理学家认为水分子甚小，可自由穿越细胞膜，但如今已知，水属于电荷分配不均的极性分子（氧原子端带负电，氢原子端带正电），体积虽小，也不易通过以非极性脂肪酸构成的细胞膜；所以细胞膜上带有好些由蛋白质构成的水通道，方便水分子的进出。至于肾脏如何控制尿液的体积与浓度，也就是水分与盐类的排泄量，将在本节 Q & A"为什么喝啤酒容易让人上厕所？"介绍。

体内的蓄水池：膀胱

肾脏里上百万个肾单位的肾小管末端，都会汇集成集尿管，再通往肾脏中心的空腔：肾盂，最后则从输尿管离开肾脏。从左右肾脏各发出一条输尿管，将尿液注入下腹部的膀胱。膀胱只是个可以胀缩的袋子，作用有如蓄水池，可以收集并储存尿液；等积到一定体积后，再经由尿道排出体外。人如果没有了膀胱，或是膀胱无法控制尿液的流出，那么随时都会有尿液从身体排出，这将造成生活上极大的不便，更别提走到哪里都会有异味"飘香"了。

膀胱壁主要由三层交错的平滑肌组成,并具有极大的伸展性,可从完全排空伸展到装满500毫升的体积;甚至在憋尿的特殊情况下,还可达到800—1000毫升的水平,由此可见膀胱的伸展性以及控制排尿的能力之强。

膀胱与尿道的接口处有两圈环形的括约肌控制尿液的排出;内圈是由自主神经控制的平滑肌组成,外圈则是由运动神经控制的骨骼肌组成。平时两圈括约肌都处于收缩关闭状态,只有在时地都对的情况下才会开启。交感神经刺激了内括约肌收缩,副交感神经则反之;因此人在紧张的情况下,排尿会有困难。

基本上,内括约肌的开关由神经反射控制,外括约肌的控制则由学习得来,这点可从婴儿身上见及:婴儿只要膀胱一满,膀胱壁上的张力感受器接收到一定压力,就会反射式地引发副交感神经兴奋,并抑制交感神经,造成膀胱壁的肌肉收缩,内括约肌放松,于是排尿。婴儿对外括约肌的控制力是逐渐发育与学习得来的能力,总要到两三岁以后才会成熟;至于睡觉时偶尔失禁,造成尿床,则可能持续更长时间。

成年人也会出现尿失禁、排尿不全或排尿困难等问题。由于女性常因憋尿,以及受怀孕及生育的影响,出现尿失禁及排尿不全的例子较多;上了年纪的男性常见排尿困难及排尿不全,问题则多出于前列腺增生。前列腺位于尿道起始端与输精管汇合之处,将尿道整个包围在内;前列腺会随着男性激素的刺激而增生,并因此随年龄增长而出现肥大,对尿道造成压迫,以致影响排尿。

A 我们都有过如下体验：早上喝了杯咖啡，外加果汁或牛奶，或是连喝了几杯茶，不要多久就会想上小号；反之，前一餐菜咸了些，很快也就口渴难忍，想灌上一大杯白开水。此外，喝酒后多尿，运动出汗后口渴，都是日常生活里经常发生的事，一般人也不会多想为什么会这样；其实这些都与体液的控制有关。

前文提到，细胞外液的渗透压会影响水分进出细胞膜：在高渗透压下，水会从细胞内往细胞外流动，造成细胞萎缩；反之，在低渗透压下，水会往细胞内流动，造成细胞膨胀，甚至破裂。不论哪种情况，对细胞而言都不是好事，所以维持细胞外液的渗透压是维持体内环境稳态的重点之一。

细胞内外液体的正常渗透压在300毫渗透摩尔左右。细胞内液的渗透压靠钾离子及蛋白质维持，细胞外液的则靠钠离子与氯离子；这也是盐（氯化钠）吃多了会增加细胞外液渗透压，以及水喝多了，则会稀释细胞外液，降低其渗透压的原因。至于出汗，则会同时流失水及钠离子，但以水为主。

尿液体积与浓度的控制，是肾脏的主要功能之一，但侦测细胞外液渗透压并引起肾脏做出反应的，却是神经与内分泌系统的联手运作。位于大脑底部的下丘脑前方，有一群对细胞外液渗透压敏感的神经元,扮演了渗透压感受器 (osmoreceptor) 的角色。当这群神经元感知血液的渗透浓度过高时,就会把信息传给下丘脑制造抗利尿激素的神经元,造成细胞兴奋,而将抗利尿激素从脑垂体后叶释放到外周循环。

抗利尿激素的主要作用位置在肾单位的集尿管,以增加过滤液中水分的重吸收;因此,血液中有大量抗利尿激素分泌时,将造成浓度高、体积小的尿液排泄;反之,则出现大量稀释的尿液。抗利尿激素一词当中的"抗利尿"就是此意。

维持体液的正常渗透浓度对细胞的正常运作与存活至关重要;因此,抗利尿激素的分泌以及在血液中的浓度,分分秒秒都受到严格控制。如以血中抗利尿激素浓度与血液渗透压作相关图,得出的是呈正相关的一直线;也就是说,血液渗透浓度一有上升,抗利尿激素的分泌也就跟着增加,而前者一有下降,后者也就跟着减少。

除了细胞外液渗透压外,抗利尿激素的分泌还受许多因子的影响,包括细胞外液的体积变化(表现在血压上)、疼痛及应激等身体状态,以及某些化学药物。血压与抗利尿激素的关系,将于本节 Q & A "为什么肾病患者常伴随有高血压的并发症?"中介绍。疼痛与应激状态会刺激多种激素的分泌,抗利尿激素属于其中之一,因此人在紧张时尿量会减少。

能够影响抗利尿激素分泌的化学物质里,除了神经递质外,最常见的是酒精，也就是乙醇（ethanol）。由于酒精会抑制抗利尿激素的分泌，因此减少了肾小管对水的重吸收，尿液量随之增加。啤酒的酒精含量虽然较低，但通常饮用体积大，也一并带入大量水分，造成细胞外液渗透压下降，进一步抑制了抗利尿激素分泌，造成利尿，于是就得上厕所报到了。

除了影响抗利尿激素的分泌造成利尿的因子外，还有各种作用于肾小管、影响各种物质吸收与分泌的利尿剂（diuretics）。其中无须医师处方、最常为人使用的利尿剂，就属咖啡因（caffeine）了。普遍存在于现代人饮料中的咖啡因，除了有提神作用外，还会抑制肾小管对钠离子的吸收，造成有更多的水分与钠一起排出体外。因此，身体脱水的人不宜饮用酒类或含咖啡因的饮料，以免脱水情况未见改善，反而加剧。

 为什么肾病患者常伴随有高血压的并发症？

先前于第六章提过，血压的高低是由血管阻力与心输出量这两个因素所决定：改变血管阻力的最重要因子是管径，至于心输出量则是由心搏量及心跳速率决定。心跳速率由自主神经控制，心搏量则取决于心脏舒张时由静脉回流心脏的血液体积，及心肌收缩的强度。因此,血压的短期控制是改变血管管径、心跳速率与心肌收缩强度,长期控制则是改变血液体积;前者属于神经与内分泌系统的功能,后者则主要是泌尿系统的,外加内分泌系统的帮忙调控。

血液属于细胞外液的一部分,其调节包括渗透压与体积两部分,而且两者息息相关;譬如当血液渗透压过高时(好比食入过多食盐或饮水量不足),可以经由排除过多的钠离子(降低溶质量)或饮入更多的水(增加溶剂体积)来降低。反之,血液体积不足时(好比大失血、严重腹泻及大量出汗等),可由减少尿液排泄量及增加饮水量进行改善;当然,补充失去的离子也是必需的。

前文提到,细胞外液渗透压的调节靠的是抗利尿激素,借以调节肾脏对水分的吸收与排除;事实上,血压本身的高低,就能经由增加或减少肾小球过滤量,来增减肾脏对水及离子的排除量。因此,肾脏功能不足,造成钠与水在体内滞留,是造成血液体积增加,血压上升的原因之一。

除此之外,肾脏还可以通过控制钠离子的重吸收与排泄量,来调节体液的渗透压与体积。如果渗透压过高,肾脏可以降低钠离子的重吸收,增加钠离子从尿液排出,来降低体液的渗透压;反之,渗透压过低,则可以增加钠离子的重吸收,减少钠离子从尿液排出,以增加体液的渗透压。

肾脏对钠离子重吸收的调节,受到肾上腺皮质分泌的醛固酮控制：醛固酮可促进肾小管对钠离子的重吸收，进一步带动水的吸收，增加血液体积及／或渗透压。至于醛固酮的分泌，不直接受血液渗透压或体积控制，而是受另一个激素血管紧张素的控制。顾名思义，血管紧张素可增加血管张力，也就是促进血管收缩以增加阻力，本身就可使血压短暂升高；但它同时还经由刺激醛固酮的合成与分泌，来增加血液渗透压与体积，进一步维持升高的血压。

血管紧张素的前驱物称为血管紧张素原，是由肝脏制造并分泌至血液的大型蛋白。血管紧张素原本身并无生理作用，必须经过肾素及血管紧张素转化酶两个蛋白酶的连续切割作用，变成只有八个氨基酸的小多肽，才是真正具有生理功能的血管紧张素。肾素是由肾单位当中特别的JG细胞制造分泌；JG细胞位于形成肾小球微血管丛的微动脉周围，可接收来自交感神经、肾血管压力感受器，以及肾小管钠离子浓度感受器的三重控制，其重要性可见一斑。

当交感神经感到兴奋，或肾动脉压下降，或是流经肾小管的钠离子浓度低落时，肾素的分泌就会受刺激而增加；前两者在血压下降时发生，后者则出现在血中钠离子浓度不足时，因此都需要加强血管的收缩以及钠离子的重吸收，以增加血管阻力及血中钠离子浓度（连带增加体液体积）。这些就都是血管紧张素的功能，它直接或间接地造成血压上升。

至于血管紧张素转化酶则表达在构成血管内壁的内皮细胞上，其含量一直很高，因此只要增加肾素的分泌量，将循环中的血管紧张素原做初步切割，其产物就会受到血管紧张素转化酶的进一步切割，生成血管紧张素，执行其收缩血管及刺激醛固酮分泌的功能。因此，经由任何已知及未知的原因，肾脏分泌肾素的量增加，就会增加血管紧张素的生成及醛固酮的分泌，最终则是血液体积增加以及血压上升。综上所述，肾脏功能不足，造成盐类及水分滞留，或因各种因素造成肾素分泌增加，都是肾性高血压的潜在成因。

第九章

消化系统

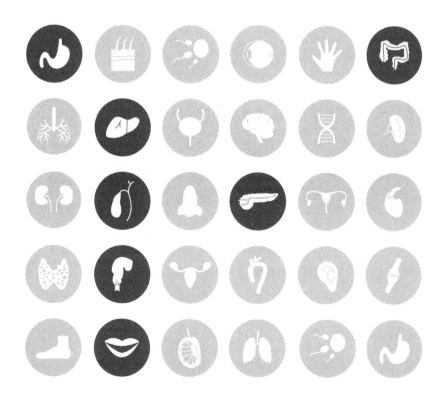

进食、消化、吸收与排泄——人之大欲

前　言

　　人体的生理功能里，给人带来最多乐趣且让人欲罢不能的，除了"性"之外，就属于"食"了。一方面，人（包括所有生物）不吃东西就活不下去；再来，美食当前，也少有人抗拒得了诱惑，而不大快朵颐一顿。因此，《礼记·礼运篇》有言："饮食男女，人之大欲存焉。"说得再好不过了。

　　人吃进肚里的东西，多不胜数；中国人号称有腿的东西，除了桌椅外都能吃。以动物而言，无论天上飞的、地上爬的，还是水中游的，都不放过；至于各种植物的根、茎、叶、花、果等部位，更是族繁不及备载。人一早也与其他生物一样，为了存活而食，但随着文明的进步，饮食成了一门艺术，人早已不再纯粹为生存而吃，而经常是为了追求新鲜、口感与享受，甚至是为了健康及养生而食。问题是：人如果对自身的消化与代谢系统缺少了解，以至于对饮食之道出现不切实际的想法，甚至养成了偏颇的饮食习惯，到头来可能未蒙其利，反受其害。

人对于自身消化系统的好奇与幻想，可是自古以来就没有断过，不论是什么东西可以吃、如何吃，以及食物吃进肚里后发生了什么事，对身体有何影响，最后又怎么变成了人人避之唯恐不及的粪便，这些问题无不刺激着人的想象。

消化管道

人的消化系统，从口腔到肛门一条管道直通到底，再加上唾液腺、肝脏、胆囊及胰脏等消化腺体，并不算太复杂。进入消化管道的食物，看似进入了身体，其实仍位于体外；因此食物中不能被消化道分解吸收的成分，将一路通过管道，从肛门排出，等于是在消化道旅行了一趟，过门不入（人体）。至于分泌进入消化道的液体，甚至管腔因溃疡而出血时，也一如体表的出汗或流血，都会造成体液的流失。

消化道这条头尾相通的管子，都拥有相同的构造，其管腔从内到外分别是：黏膜层、黏膜下层、外肌层及浆膜层；不同点则是各层的厚薄与皱褶程度。同时肠道沿途设有许多关卡，由称作"括约肌"的环状肌把守；好比食管的进出口分别有上、下食管括约肌，胃与小肠的接口有幽门括约肌，小肠与大肠间有回盲括约肌，大肠末端有内、外肛门括约肌等。除了上食管括约肌与外肛门括约肌属于随意控制的骨骼肌外，其余都属于不随意的平滑肌,由自主神经控制。

口腔与吞咽

口腔是食物进入身体的大门,主要任务是把关,消化则属次要功能。像味觉与嗅觉的原始功能,保护多于享受口腹之欲;要是不分东西好坏,都一口吞入体内,轻则生场小病,重则可能丧命,都不利于存活。至于口腔的咀嚼功能,主要也是为了感知食物质地及增进味觉之需;好比软甜代表成熟可食,硬涩则不然。再者,许多食物若不分解成小块,释出其中的组成分子,味觉与嗅觉受器细胞就不能发挥功能。因此,将食物一口吞下,就如同猪八戒吃人参果一般,分辨不出滋味好坏。

咀嚼将食物分解成小块,还有个实际的用处,就是帮助吞咽;因为体积过大过硬的食物块将不容易通过咽部及食管。如果有食物卡在咽喉或食管上下不得,难过不说,也可能噎死。

吞咽是种反射,只要有食物被推向舌根,刺激了咽部的压力感受器,就会引发该反射。其过程包括:软口盖上提,挡住鼻腔后方开口,以免食物进入鼻腔;喉部向上提升,让会厌挡住声门,防止食物进入气管;以及上食管括约肌放松,好让食物进入食管。这一连串动作由位于脑干的一群神经元协调控制,不经思考就能完成;如果吞咽反射出了问题,病人不单吞咽困难,一不小心,食物还会从声门进入气管,造成呼吸道阻塞或吸入性肺炎,都是严重的问题。

消化与吸收

食物的种类虽然变化多端，但其组成离不开四大类有机分子的范畴，也就是碳水化合物、蛋白质、脂肪以及核酸；其余为人体所需的物质，还包括水、维生素及盐类。这四大类有机分子大多以大分子的聚合物形式存在，消化过程则是将它们分解成可以为肠道细胞吸收的基本组成分子；好比将多糖类（淀粉）分解成葡萄糖、果糖及半乳糖等单糖，蛋白质分解成氨基酸，脂肪分解成脂肪酸与甘油，以及核酸分解成核苷酸与碱基等。

体内负责消化分解这些有机大分子的，是各式各样的酶，分别由唾液腺以及胃壁、胰脏与小肠壁当中的腺体细胞所分泌。正常人的消化系统效率极高，食物只要吃进肚子里，就可以被消化吸收得相当干净。剩下不能被人体消化吸收的植物纤维，加上剥落的肠道表皮细胞，经大肠细菌作用后，就形成了粪便，排出体外。因此，想要保持体重的首要准则就是控制热量的摄取；如果做不到这点，就只能靠辛苦运动来消耗食入的多余热量了。

消化酶要能充分发挥作用，必须与食物中的有机大分子进行亲密接触，而且必须是在液体的环境中进行。因此，食物碎块在进入胃之后，会受到强酸的分解以及胃壁肌肉强力收缩的碾磨，并与唾液腺及胃腺分泌的大量液体充分混合，以形成液态的食糜。食糜随着胃壁从上而下缓慢进行的蠕动波（每分钟约三次），在胃中来回搅拌；每回蠕动波传送到胃与小肠相接的幽门时，该处的括约肌会短暂开启，让一小部分食糜送入小肠，其余的又被挤回胃部本体，等待下一道蠕动波的到来。如此反复多次，直到胃中所有食糜都被送入小肠为止；时间则随食物的量与组成而定，从半小时到两小时不等。

人一天喝入体内的液体量，平均在1.4升左右，而且大部分还不是在用餐时进行。但就算人在进食时不喝水或其他饮料，食物本身就含有大量水分，平均有1.2升之多。这个数值随食物种类不同，可有相当大的变化，像蔬菜水果的含水量远高于肉类，米饭的含水量也高于面包；但与消化道分泌的液体量相比，食物中的水分只能算是小巫见大巫。譬如一天下来，人的唾液分泌量就有1.5升，胃液有2升，胰脏与小肠各分泌1.5升，再加上0.5升的胆汁，总量可高达7升，占了人体细胞外液总量的半数，这点可能出乎大多数人的想象。只不过在执行消化功能之后，绝大部分消化道中的液体又会被小肠与大肠吸收，只剩下0.1升左右的水分从粪便排除。由此可见，胃肠道当中的活动可是相当繁忙，饭后稍事休息，不进行费神或费力的活动，绝对是有必要的。

除了分泌大量的消化液外，负责进行消化与吸收的小肠内壁的黏膜层还有许多称作绒膜的指状突起，由许多小肠表皮细胞组成；尤有甚者，每个表皮细胞的细胞膜表面，还有更多称作微绒膜的细微突起，它们都增加了吸收表面积。据估算，小肠内壁的总表面积可高达300平方米，约有一个半网球场那么大。体内这种由微型构造所增加的长度、面积与体积，幅度之大，从微血管、肺泡、小肠内壁到肾小球与肾小管等的构造都能看得到。

食物的吸收主要是在小肠中进行，这个过程是要耗费能量的，如此才能源源不绝地将肠道内的有机分子往肠腔表皮细胞内输送，甚至是从低浓度往高浓度的方向进行。包括葡萄糖与氨基酸在内的营养分子吸收，都与钠离子的主动运输密切相关（钠钾泵），而水分子的吸收，则是随着钠离子及有机分子的吸收所造成的渗透压差，一并进入细胞。要是钠离子的吸收受阻，或是某些离子的释放增加，将造成严重腹泻，患者甚至会因脱水而死亡。

排　泄

食物中未能消化的组成，会形成粪便排出体外，其中以形成植物细胞细胞壁的纤维素为主；因此，多吃蔬菜水果有助排便，是不争的事实。此外，粪便还包括大肠中的细菌及剥落的肠道细胞；因此就算是长期禁食者，定期仍会产生少量粪便。

粪便的数量、形状、颜色与气味，与饮食内容及肠道健康息息相关，因此从粪便确实可以看出一个人的饮食习惯与健康状态。好比出现油性、浮在水面且带恶臭的粪便，代表其中带有大量脂肪，可能是肝、胆或胰脏出了问题，不可忽视；因为脂肪的消化与吸收，需要由肝脏分泌的胆盐以及胰脏分泌的脂解酶共同作用，缺一不可。

胆盐的作用类似清洁剂，可将不溶于水的脂肪乳化，形成微粒，好让脂解酶作用。肝脏分泌的胆汁会先贮存于胆囊，可在食糜进入小肠时，保证大量的胆汁及时释放进入小肠。因病切除胆囊者，胆汁仍可从肝脏直接分泌进入小肠，只是在数量及时间上缺少控制而已。

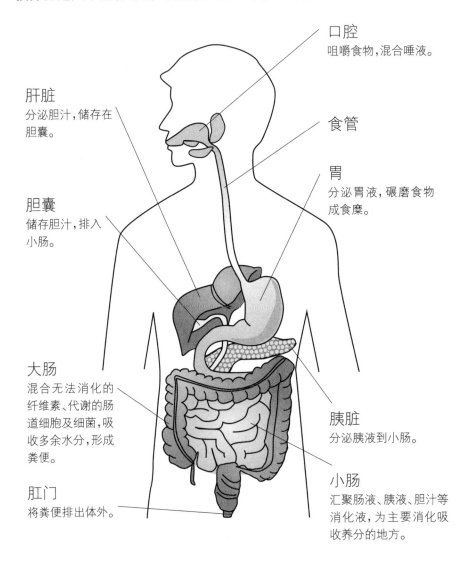

口腔
咀嚼食物，混合唾液。

肝脏
分泌胆汁，储存在胆囊。

食管

胃
分泌胃液，碾磨食物成食糜。

胆囊
储存胆汁，排入小肠。

大肠
混合无法消化的纤维素、代谢的肠道细胞及细菌，吸收多余水分，形成粪便。

胰脏
分泌胰液到小肠。

肛门
将粪便排出体外。

小肠
汇聚肠液、胰液、胆汁等消化液，为主要消化吸收养分的地方。

排便是正常且必要的人体生理活动，如同排尿一样，是种可受控制的反射行为。当有粪便被推入直肠，造成直肠壁膨胀时，就会刺激感觉神经末梢，引起排便反射；其过程包括直肠收缩、内肛门括约肌放松，以及增加大肠的蠕动，最终造成外肛门括约肌的开启，将粪便排出。人在幼儿期学会如何控制外肛门括约肌，可以暂时遏制排便的冲动，等到时与地都合适了，才进行排便。

腹泻与便秘是造成一般人最多困扰的生理问题，除了细菌或病毒感染、对某些食物过敏或不消化，或是由自体免疫造成的肠道发炎等造成的腹泻，以及极其严重的便秘，需要找医生治疗或是在饮食上采取预防措施外，其余大多数毛病可不药而愈，不需过多的人为干预。

Q **为什么胃与小肠不会把自己给消化了？**

A 前文提到，胃壁的细胞会分泌强酸及消化蛋白质的酶，加上胃壁肌肉的强力收缩，可将食物分解成液态的食糜。这种酸性食糜被送到小肠后，又会与小肠本身及胰脏分泌的大量消化液混合，将食物中的有机大分子继续分解成可被小肠绒毛细胞吸收的小分子。由于胃与小肠消化分解食物的能力卓著，因此我们不禁要问：为什么胃与小肠不会把自己给消化了？

这个问题的答案，可从胃壁与小肠壁的结构和调控得出。我们先来看胃：胃壁的黏膜层表面有一层厚实、由黏液细胞分泌的碱性黏液覆盖，可保护表皮细胞不受酸性胃液的侵蚀；同时，胃壁分泌消化酶、氢离子以及激素的细胞都深藏在凹陷的胃腺当中，其分泌物从位于黏膜表面的小开口排入胃腔。这么一来，胃腺细胞不会与胃液直接接触，可免于遭受伤害。

至于小肠负责消化吸收功能的绒膜细胞必须与食糜接触，所以小肠内膜不能带有一层厚厚的保护性黏液，也不能拥有像胃腺那种凹陷的构造，把表皮细胞深藏起来。因此，小肠内壁受损的概率要比胃壁高上十倍，尤其是直接接受来自胃部食糜的十二指肠（这是小肠的第一段，约有十二个指头并排那么长，因此得名）。

小肠采取的防护对策主要有两种：首先是寻求外援，再来是自力更生。所谓外援指的是刺激胰脏适时分泌大量的碱性溶液，以中和送入小肠的酸性胃糜；同时，小肠还控制了胃糜排空的速度与数量，不让胃糜太多及太快送入小肠。这两种控制的源头，是小肠内壁具有感知氢离子浓度（也就是酸性）的细胞，由此引发神经与内分泌的双重机制，得以对胃排空及胰液分泌有精密的控制；这点将于下节"消化系统的神经与内分泌管理"详述，这里就不展开了。

至于小肠的自力更生，指的是努力汰旧换新；也就是说黏膜层细胞稍有受伤无妨，只要随时更新即可。据估计，人一天下来，有高达170亿个肠道表皮细胞遭到更换；按此速率，整个小肠的表皮层细胞大约每五天就可全面更新一次。因此，小肠内膜细胞的分裂速率是体内数一数二的，只有骨髓的造血细胞以及男性睾丸的精原细胞可以相比。像癌症的化学治疗主要是针对快速分裂的癌细胞，但同时也一并伤害了体内许多不断分裂中的细胞，好比骨髓细胞、生殖细胞及毛囊细胞等，小肠内膜细胞也属于其中之一。化疗病人常出现贫血、不育、脱发以及消化吸收不良的副作用，都源自于此。

消化道溃疡

虽然胃与小肠都拥有相当好的防护机制，但凡事总有出错的可能，两者也因此都是具有潜在危险性的所在；像胃溃疡或十二指肠溃疡这种常见毛病，便会造成恶心、胀气、胃痛，甚至吐血与黑便等症状。后面两种症状代表溃疡已伤及黏膜下层，造成血管破裂，血液流失到胃肠道，再经由口及肛门排出。如前所述，消化管腔与外界相通，并不属于"体内"；因此胃肠道出血量过大，有可能造成贫血及低血压，严重性不可忽视。

由于一百年前的生理学家就已晓得消化道的蠕动与分泌受自主神经的控制，尤其是交感神经负责了抑制作用，因此在20世纪的大部分时间里，引起交感神经兴奋的紧张与压力一直被认为是胃溃疡的主要成因，甚至与人的个性也扯上关系。至于治疗之道，则一路有各式各样的制酸剂及抑制胃酸分泌的药物出现，以降低胃液酸性，免于进一步伤害，好让伤口自然愈合；严重的如胃穿孔的情况，还必须以手术修补或切除病灶。

一直要到20世纪80年代初，才有两位澳洲医生罗宾·沃伦（J. Robin Warren）与巴里·马歇尔（Barry J. Marshall）提出胃溃疡可能是由于胃部感染了某种细菌，造成持续的发炎反应所引起，从而彻底颠覆了大家对胃溃疡成因的观念。由于胃酸具有强力的杀菌作用，一开始几乎没有人相信胃部会有细菌常驻，并造成发炎；但在越来越多人证实幽门螺杆菌（Helicobacter pylori）存在于胃部，感染该细菌与胃炎、胃溃疡甚至胃癌具有关联性，以及抗生素可以有效治疗胃炎与胃溃疡后，胃病的细菌感染理论才终于得到了全面的接受，在2005年，华伦与马歇尔甚至还得到了诺贝尔生理学或医学奖的肯定。如今抗生素加胃酸分泌抑制剂已成了有效地治愈胃炎及胃溃疡的标准疗法。

另外还要指出的一点是，现代人常用的一些非固醇类消炎药，譬如阿司匹林、布洛芬、扑热息痛等，都会抑制胃部黏液的分泌，因而降低胃的防御机制，导致胃黏膜层容易受到胃酸及消化酶的伤害，引起发炎反应。预防之道，是避免空腹服用这些药物，或同时服用可刺激黏液分泌的前列腺素制剂，以降低伤害。

消化系统的神经与内分泌管理

食物的消化与吸收过程中除了有大量的消化液分泌外,还伴随有胃肠道的收缩蠕动,不单将食物搅拌混合,并一路往下推送,将粪便从终点肛门排出。因此,探讨消化液如何适时适量分泌,以及消化道如何产生规律收缩,是另一个让人好奇的问题。

19世纪末的俄国生理学者伊万·巴甫洛夫(Ivan Pavlov)是最早有系统地在狗身上研究唾液及胃液分泌的人。他发现狗只要闻到及看到食物,就会开始分泌消化液;显然嗅觉与视觉信息传入脑中后,能兴奋神经、刺激消化液的分泌。巴甫洛夫甚至还发现狗对固定喂食者的出现以及与食物配对的铃声产生反应,因此得出了条件反射(conditioned reflex)的理论基础。

巴甫洛夫还发现,胃液的分泌量会因食物的组成而变;好比肉类可刺激大量的胃液分泌,乳制品次之,面包的刺激作用则最差。再来,胰液与胆汁的分泌也受到从胃排空至小肠的食糜影响;好比酸性食糜会刺激大量带碱性的胰液分泌，蛋白质含量高的食糜会刺激大量带消化酶的胰液，脂肪高的食糜则会刺激胆囊收缩，释出胆汁。

对巴甫洛夫而言，由食物刺激的胃液与胰液分泌，都是由于胃肠壁的神经末梢受到刺激后，经由传出与传入的迷走神经（属于副交感神经分支）回路所造成；这是消化液分泌的神经控制理论，也是当时唯一的理论。

肠道神经系统

消化道是身体当中除了脑与脊髓之外，拥有最多神经元的所在（数目超过一亿）。这些神经元分别位于消化道壁的黏膜下层与外肌层，聚集形成黏膜下神经丛（submucosal plexus）与肠肌神经丛（myenteric plexus）。这两个神经丛当中的神经元互有联系，构成独立运作的网络，可引起消化道肌肉的自发性协调收缩，因此被称为"肠道神经系统"。美国哥伦比亚大学医学院的迈克尔·格尔绍（Michael D. Gershon）教授甚至称之为"第二大脑"。

消化道的独立自主性，早在20世纪初就由德国科学家乌尔里希·特伦德伦堡（Ulrich Trendelenburg）以离体的肠道实验证明。特伦德伦堡将一段天竺鼠的肠道取出体外做短期培养，发现在完全没有外来控制的情况下，肠壁肌肉仍然可以因应管腔内压的增加而产生规律的蠕动。多年后，格尔绍的实验室以类似的实验装置进一步显示：在离体动物直肠的头端置入类似粪便的颗粒，就会引发肠壁蠕动，将颗粒一路往下推送，最终从尾端排出，屡试不爽。

消化道的蠕动收缩从食管开始，一路传到直肠，其间频率各有不同。基本上当有食物进入消化道撑开管壁时，就会引发该处管壁的环形肌收缩，及其下方管壁的肌肉放松；于是食物便被推向下方管道，又在该处引起相同的反应，将食物继续往下推进。此外，小肠壁还有另一种被称为分节运动的收缩方式：每一节肠道都同时出现反复的收缩与放松，且其动作与前后节的动作相反；因此，食糜在小肠中上上下下移动，与消化液充分混合，以方便消化及吸收。

位于肠壁的神经丛除了形成回路，引发肠道的蠕动及分节运动外，它们还接受了自主神经系统的投射，因此受到脑与脊髓的控制；上述巴甫洛夫的发现，就源自于此。一般而言，副交感神经可促进消化管壁肌肉的收缩、增加肠道的血流量与消化液分泌，以及括约肌的放松；交感神经的作用则相反：造成管壁肌肉的放松与括约肌的收缩，降低肠道血流量与消化液分泌。人在紧张及运动时，交感神经会感到兴奋，将抑制肠道功能，而不利于消化及吸收。因此，人在用餐时以及前后不宜生气、运动以及过度分心，是传统智慧，也有生理依据。

肠道的内分泌控制

虽然肠道接受神经控制的证据确凿，但与巴甫洛夫同时代的两位英国生理学家威廉·贝利斯（William M. Bayliss）及恩斯特·斯塔林

（Ernest H. Starling）却有不同的发现：他们将实验动物的小肠与胰脏上面的所有神经纤维以手术仔细切除后，再将酸性溶液注入十二指肠，发现仍可刺激胰液的分泌。因此，他们认为除了神经以外，胰脏与消化道应该还受到其他控制。接着，他们取出实验狗的小肠内膜，以酸性溶液萃取后，再注入另一只狗的静脉；结果在几秒钟内，第二只狗的胰脏就分泌了大量胰液。显然实验狗的小肠内膜含有某种能刺激胰液分泌的物质，可经由血液循环输送。贝利斯及斯塔林将该未知物质定名为促胰液素（secretin），这也是头一个被发现的内分泌激素。

促胰液素的发现，建立了消化系统的内分泌控制理论，也就是说消化道不只接受神经的控制，还受到内分泌腺体分泌的激素控制。这些腺体大都位于消化道的管壁，在受到某些食物成分的刺激后，会将激素分泌到细胞外液而非消化管腔。接着，这些激素会经由微血管进入血液循环，流经全身，再抵达适当的消化道及消化腺产生作用，因此符合内分泌的定义（参见第五章"内分泌系统"）。

目前已知除了促胰液素外，控制胃肠道的激素还有许多，包括古典时期的胃泌素（gastrin）、胆囊收缩素（cholecystokinin，CCK）与肠抑胃素（enterogastrone）等，以及较晚近发现的一些控制食欲（如饥饿肽、肥胖抑制素）与胰岛素分泌（如肠抑胃肽）的激素。

胃泌素由胃壁的内分泌细胞分泌，受食物中的蛋白质刺激；分泌至循环后，可刺激胃酸的分泌。胆囊收缩素与促胰液素一样，由小肠壁的内分泌细胞分泌，可刺激消化性胰液与胆汁的分泌，好帮助消化，刺激原是小肠食糜中的脂肪酸以及氨基酸。肠抑胃素也由小肠壁的内分泌细胞分泌；当胃排空至小肠的食糜量增多，造成脂肪、氨基酸、氢离子与渗透度的量增加，以及小肠壁的撑大时，就会分泌进入循环，来到胃部抑制胃酸的分泌以及胃壁的蠕动。肠胃抑素的真实身份未定，包括胆囊收缩素与促胰液素在内的好些肠道激素，都具有肠胃抑素的功能。

至于控制食欲的激素由胃肠道分泌后，可作用于脑部，引发或抑制食欲，也就是造成空腹时的饥饿与饱餐后的餍足感。还有一类由小肠分泌的激素，可以在食物还没完全消化吸收时，就事先告知胰脏分泌胰岛素的细胞准备分泌，好迎接血中即将升高的葡萄糖量。

正因为消化道有如此完善的自我调控功能，所以食物在经过吞咽、通过上食管括约肌进入食管后，就几乎不再受到人的意识控制，我们也几乎感觉不到消化道的辛苦做工。除非发生了呕吐、食管逆流、胃或十二指肠溃疡、肠炎、腹泻或便秘等毛病，我们才会感觉消化道的存在，也才会懂得珍惜与爱护。

 人为什么会拉肚子？

 呕吐、腹痛以及腹泻（或称拉肚子、下痢）是人类除了伤风感冒外，最常感觉到的身体不适，也是人要生存下来，难以避免的事。一方面我们不可能片刻停止呼吸，再来也不可能长时间不吃东西；因此，消化系统同呼吸系统一样，都免不了随时要与外在世界接触，也成为外侮最常入侵之所，"病从口入"自是经验之谈。只不过呕吐腹泻也与咳嗽打喷嚏一样，都属于身体的防卫机制，不全是坏事；这点可能常被人忽略，尤其是身受其苦者。

人的嗅觉与味觉先天就对带有酸臭苦涩等异味之物敬而远之，就算吃进嘴里，也会马上吐掉；下到胃里，则可能引起胃壁收缩、食管括约肌放松、食管逆向蠕动，而把胃含物呕出；甚至某些不洁食物进入肠道，还可能引起肠壁蠕动增快，将未完全消化吸收的食糜从肛门排出；这些自然都是由天择演化所青睐拣选得出的保护能力。同时，人对曾经让自己身体不适的食物有着强力记忆，再度碰上时则会敬而远之，这也是学习的本能。

如本章先前所述，胃肠道会分泌大量液体，以帮忙食物在小肠的消化与吸收；而小肠的吸收是随溶质的吸收进行的，也就是有一分子的营养物质被吸收时，才有一分子的水被吸收。因此，带有未能被消化物质的食糜被推向大肠时，其中仍含有大量水分（一天下来约1.5升）；而正常人从粪便排除的水分，只有0.1升左右。所以大肠的主要功能，是回收这些水分，形成固态的粪便。如果在水分尚未吸收完全以前，大肠就将内含物排出，则会排出稀释的粪便，也就是拉肚子。通常未能消化的食糜要在大肠待上18—24小时，才会被排出体外。

造成腹泻的原因很多，除了前述的肠道蠕动过快外（常见于肠易激综合征患者），还有就是食物中含有难以消化的物质（好比乳糖不耐受），而造成大量的水分滞留，难以完全吸收；再来则是由于感染细菌或病毒造成的肠道发炎，引起大量的液体分泌。除了外来因素造成的肠炎外，还有可能由于自体免疫的缺失，造成发炎性肠疾，也会引发持续的腹泻。

因肠道蠕动过快造成的腹泻，通常发生于用餐后；肠易激综合征患者，甚至每餐饭后都要上厕所。这是由于肠道神经系统本身的反射所造成。当有食物进入胃，就会引起回盲括约肌的短暂开启，让食糜从回肠（小肠最后一段）进入盲肠（大肠起始端），并引起大肠壁肌肉的蠕动（称为整体移动），将内含物往下推，一路来到直肠与肛门，引起排便感。这种腹泻与俗称吃坏肚子的腹泻不同，除非是肠道过于敏感的肠易激综合征患者，通常不会持续不断，且可无药而愈。

至于真正由病原菌引起的腹泻种类多端，严重性也差别甚大。我们只要想想自己的大肠里住了比人体细胞总数还多的微生物，其中超过五百种都对人体具有潜在的危害，更别提在全球化的今天，有多少进出口的农产品与食品，以及有多少人在全球流动，也就不难想象我们的胃肠道"防御外侮"的工作有多繁重，其效率又有多高了。

多数引起腹泻的病原菌具有自限性，病情不会持续恶化；同时肠道受刺激分泌大量流动的液体，也有助于将病原菌冲刷出体外，增加恢复的速度。但碰上如霍乱弧菌（Vibrio cholera）一类较为恶毒的感染，短时间内引起大量的液体流失，就有可能造成生命危险，尤其是体型娇小的婴儿，更是经不起由腹泻造成的脱水。

因此，腹泻造成的最大问题是脱水，一如大出血造成致命的休克，而最重要的治疗就是补充失去的水分。一般的腹泻，口服糖水及盐水即可，也不必刻意限制进食；严重如霍乱造成的持续大量腹泻，由口腔饮入液体缓不应急，必须尽快以静脉输液补充，方可保全性命。

第十章

生殖系统

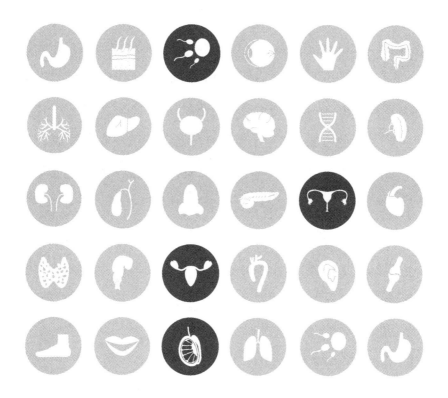

生命的意义在创造宇宙继起之生命

在诸多人体生理功能里，生殖是唯一与个体的存活没有直接关系的系统；许多人由于先天或后天的因素无法生育，也都能存活无碍、安享天年，甚至活得更长。那是因为生殖功能是为了物种的延续，而非个体的存活。所谓"生命的意义在创造宇宙继起之生命"，正是生殖功能的写照。此外，生殖系统也是体内生理系统中唯一具有性别差异的：男女从内外性器官到第二性征，再到性取向、性行为等，都相当不同。

从生理学家的角度而言，生殖生理是众多生理系统里较为简单的，其行为表现也几近于本能；只要男女春情勃发，导致性器官结合、精卵相遇，就算完成了任务。只不过性行为仅属生殖生理当中一小部分而已，余如两性分化、成熟、女性月经周期、怀孕、泌乳，以及参与协调控制的内分泌激素等，仍属相当复杂的生理现象。

"性"之所以迷人，有好些特别的因素，主要是性与快感以及满足感等情绪认知关系密切，经常让人意乱神迷、欲罢不能；甚至倾家荡产、危及性命，亦在所不惜。性欲之所以具有强大的控制力，乃另有目的，也就是为了种族的延续。

老实说，生儿育女是吃力不讨好的事，要是没有性的强力诱惑以及传宗接代的文化制约，聪明的人类大概早就绝种了。好在直到20世纪中叶以前，人类控制生育的本事有限，多数人只有无可奈何地接受"生命的意义在创造宇宙继起之生命"这个口号，增产回报社会。等到生理学家终于弄清楚排卵在月经周期中何时发生，以及进一步发明各式各样的避孕器材、药物以及手术后，人类才终于能够在没有心理负担下，享受鱼水之欢，性也成了人类社会的终极娱乐。于是才有更多的人可以宣称："只要做爱，不要小孩。"

自此，性学与生殖生理学的研究，也才算真正分了家。

性别决定

性别是由性染色体、内生殖器官、外生殖器官,还是由性取向决定?

谈到人类男女性别的决定,关心体育新闻的人或许注意到,近几届的奥运会,除了药物使用的问题仍不时出现外,似乎不再听到性别鉴定的争议。事实的确如此,奥运会从全面检查选手的外生殖器官(1968年之前),到检查性染色体(1968—1992)、性别决定基因(1992—1996),再到废除全面检查(自1996年起),可以说反映了性别决定这个议题的进展,也凸显了人类性别决定的复杂性。

十几年前,笔者在生殖生理学课程讲授"性别决定"这一节时,还可以很有把握地说:性染色体的不同,决定了内生殖器官(睾丸或卵巢)的不同;再由内生殖器官分泌的激素(主要是雄激素)不同,进一步造成性别的表现型差异;后者包括内外附属生殖器官的发育,以及大脑的性别分化等。然而，随着分子生物学的进展，有越来越多的性别决定基因，以及性别基因型与表现型不一致的个案被发现，大幅改变了科学家对于性别决定的简单分类，使得性别这个议题变得更为复杂。

目前存在四种主要的性别分类方法，分别以性染色体、性腺、外生殖器官，以及性别认同为分类依据；问题是到目前为止，没有一种分类法能定于一尊，多的是彼此扞格不入的个案。以性染色体为例，一般接受的定律为"带XX的是女性，XY的是男性"，也有例外，比如存在带XX的男性以及带XY的女性。这一点显示性别决定不能单看性染色体，还得看染色体上携带的性别决定基因。第一个性别决定基因sry于1990年发现，位于Y染色体上，是决定睾丸发育的重要因子。如果sry跑到X上，就可能造成带XX的男性；如果Y上的sry有所缺失，也就出现了带XY的女性。

性别决定基因sry的存在与否，造成了"中性"的原始性腺发育成睾丸或是卵巢；然后再由睾丸及卵巢分泌的性腺激素，造成男女外生殖器官的发育；这似乎是性别决定的完美解释，只不过大自然经常要比我们想象中复杂。目前已知，sry并非唯一的性别决定基因，其余至少还有六个基因，参与了睾丸或卵巢的发育，以及生殖细胞的形成。这些基因不只位于性染色体（Y或X）上，有的还出现在常染色体上，所以不是只有性染色体参与了性别的决定。

这些性别决定基因，可大致分为促进或抑制男性的基因，以及促进或抑制女性的基因。其中的四种基因发生缺失，或是另外两种基因多了一个备份，都会造成带XY染色体的男性表现出女性的内外生殖器官。这些基因的产物蛋白，都属于影响其他基因表达的转录因子（transcription factor），而非直接作用于生殖器官发育的因子；因此，就算在内外生殖器官的分化上，我们目前的了解仍属有限。

然而，性别决定的议题中，最复杂的还是由大脑所决定的性别认同。脑是个"性器官"的说法，已为多数人接受，甚至还有人说脑是最重要的性器官。性别认同指的是人对于自己性别的认定，通常与前述生物性的性别分类相符，但例外也并不少：比如生为男（女）儿身，却认为自己是女（男）性。更加复杂的是，某人的性别认同还不见得与其扮演的性别角色相符，或是与其性倾向一致。

性别认同究竟是"先天带来"还是"后天养成"的争议，从来就没有少过。近几十年来，由于动物实验的结果，使得性腺激素所扮演的角色受到了过分的重视；无论从附属性器官的发育，到脑部的性别分化，都归诸激素的影响。譬如说，女性胚胎如果接受了大量的雄激素刺激，从大脑到外生殖器官就会"男性化"；反之，男性胚胎如果接受不到雄激素的刺激，就会朝"女性化"发展。这种理论虽然可以解释部分个案，却无法解释一切。

研究生殖生理的学者都晓得，生殖系统可说是生物界变异最大的系统；不同物种的生物为了因应环境的压力，各自演化出最适合自身繁衍的方式，这一点不需要专家也看得出来。因此，生殖生理学的教科书在谈生殖周期、性行为及其背后的激素控制时，都会按物种分门别类说明，不敢混为一谈。同时行文间还会一再强调：从老鼠身上得来的发现，应用在人身上时，得特别小心；就算属于人类近亲的灵长类动物（猴与大猩猩），也未必与人类完全相同。

与人类长达九个月的怀孕期及十几年的童年期相比，鼠类平均怀孕三周即出生，三周后断奶，再过三周即进入青春期，可开始生儿育女，可谓一转瞬的时光。就像许多朝生暮死的生物，其整个生理及行为的表现都属于既定的本能模式，没有多少学习及改变的时间与空间，因此，动物实验的结果，绝不可能原封不动就搬到人身上运用。

目前研究的新方向，是"性别决定基因"在脑部的表达。过去的观念是性别决定基因只在性腺表达，但有越来越多的证据显示，这些基因也会在大脑特定部位表达，而可能直接影响脑部的性别分化。最近有篇动物实验报告，发现sry在脑中的表达，不是位于控制生殖功能的下丘脑，而是位于协调运动的黑质（substantia nigra）。此一发现与男女运动能力的差别是否相关，还不确定，但黑质神经元的损伤，是帕金森氏症的成因，这一点与帕金森症好发于男性的事实，是另一有趣的相关。

从性腺激素到性别决定基因，似乎都是先天"生物决定论"的观点；这一点无足为奇，两性本是生物的产物，我们不能也不应否认。问题是先天的性别差异，或能解释一些两性在性取向及能力上的差异，却不能作为两性差别待遇的根据。只要晓得性别决定的复杂，以及可能出现的各种变异，也就更能以平常心看待万花筒式的人类性别。

生殖系统的调控：青春期及女性生殖周期

男女在出生之时，除了外生殖器官不同外，其余差别看起来不大，因为生殖系统的真正发育成熟，还要再等上十年左右，进入为期四年的"青春期"，才告完成。在这段时间，男女内外生殖器官都有大幅的成长，尤其是第二性征的出现，让男孩女孩转成大人。尤其是女孩月经来潮后，就有怀孕、生育子代的能力，成为真正的女（母）性。

男女生殖系统的控制，一向让人好奇，也费人猜疑，因为那牵涉到神经与内分泌系统的双重控制，而神经与内分泌系统是生理学家最晚才开始有所了解的系统；其中机制一直要到20世纪中叶以后，才逐渐为科学家厘清。故此，性与生殖也属于"不知亦能行"的生理功能之一。

男女最重要的内生殖器官分别是睾丸与卵巢；它们不但是生殖细胞（精子与卵子）的制造工厂，也是男女性激素（睾固酮与雌二醇）的产地。男女要是失去了成对的睾丸或卵巢，不但将无法生育，且会失去性征，甚至性欲。

从第五章第二节"心理影响生理——神经内分泌学"的介绍已知,男女的内生殖器官受到脑垂体前叶分泌的激素控制;要是脑垂体的功能受损,性腺也同样不能正常运作。脑垂体分泌的性腺控制激素有两种,在两性并无不同,分别是滤泡刺激素与黄体生成素(促黄体素),都以它们在女性体内的功能命名。

促卵泡激素在女性体内的主要功能是刺激卵子的发育(卵泡是由卵子及围绕在卵子外围的细胞组成),黄体生成素的功能则是刺激排卵(脱离卵巢、进入子宫),以及将排卵后卵巢中剩余的卵泡细胞转变成黄体细胞;两者会协力刺激女性激素雌二醇与助孕酮的制造与分泌。

促卵泡激素在男性体内的功能,是刺激睾丸当中的塞尔托利氏细胞(类似卵巢的卵泡细胞,提供精子发育的理想环境),黄体生成素则可直接刺激精子发育。两者也协力刺激男性激素睾固酮的制造与分泌。

至于脑垂体分泌的促卵泡激素与黄体生成素(统称性腺刺激素),又受到下丘脑分泌的性腺刺激素释放激素(简称性释素)控制;因此,生殖生理的终极控制中枢其实是在脑部。再者,由性腺分泌的男女性激素,除了作用于生殖系统的各个器官外,还会以负反馈的方式回头来调控下丘脑与脑垂体的性释素与性腺刺激素,以维持稳定分泌。

晓得这些调控因子的存在,我们也就能够解释大多数的生殖生理现象。譬如在青春期之前,下丘脑分泌性释素的机制是停顿的;性释素的开始分泌,也就诏告了青春期的开始。目前已知,性释素是以脉动的方式分泌,约每小时一次。如在未成年的恒河猴身上以这种方式固定给予性释素，就能启动生殖系统，让幼猴开始发育，甚至出现生殖周期，包括排卵及月经；停止注射，幼猴则又回到未发育的状态。至于什么是启动下丘脑分泌性释素的因子，这些因子又如何受到活化，目前已有许多研究结果，但离完全了解还有距离。

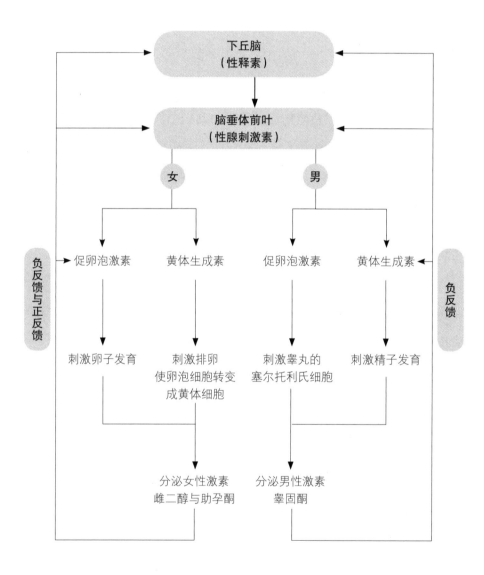

身体的奥秘：你应该知道的生理学常识

因此，脑中下丘脑的成熟，是性成熟的先决条件；只要性释素开始规律分泌，脑垂体也就跟着分泌性腺刺激素，促进性腺发育及分泌性腺激素，于是出现第二性征与成熟的生殖细胞。男性生殖系统的调控较为单纯，只要下丘脑—脑垂体—睾丸这条轴线的活性维持平衡即可，但女性生殖系统的调控就复杂得多，因为女性负有孕育胚胎的重责大任，不像男性只要提供精子即可。

男女生殖细胞的发育成熟有几个主要的差异，包括发育的时间、大小与数量。精子的发育成熟主要是在青春期之后开始，且终男人一生，几乎都不中断；同时精子的体型小且特殊（只有一个带细胞核的头部加上一条可移动的尾巴），数量却庞大无比。至于卵子的发育在胚胎时期就已完成增殖阶段，之后数量只减不增；同时在青春期过后，平均每个月只会排出一颗成熟的卵子（其余则退化），直到卵巢内没有可用的卵子为止（停经）。

再来，卵子一直要等到排卵及受精后，才真正发育成熟（完成两阶段的减数分裂，形成带单套染色体的卵子），之前则处于休眠状态，或进行退化。因此，女性的年龄越长，其卵子也就越老，减数分裂时出错的概率也越高，这也是"高龄"产妇需要进行胚胎染色体及其他检查的理由，以免生出不幸的下一代。

至于女性生殖周期的调控，有赖卵巢分泌的女性激素与下丘脑—脑垂体之间的互动：从负反馈的平衡状态，到出现短暂的正反馈兴奋；这部分将于本节 Q & A "什么是'避孕药'？"中介绍。

Q 以增进男性性功能出名的药物"万艾可"到底是什么？如何产生药效？

A 二十多年前，台湾地区准备引进万艾可（Viagra，又名"伟哥"）前，曾以普通民众为对象进行了人体试验，以确定安全性与有效度。当时，有记者访问执行试验的某大教学医院泌尿科主任，该主任除了报告试验结果外，还多加了几句个人经验："我自己也吃过一颗，之后睡了一觉，没感觉什么不同。"其实床笫之私本不足为外人道，但该主任这么说要么是想证明自己的"清白"，要么就是太不了解人的性生理了。

万艾可治疗的是"勃起障碍"，也就是俗称的阳痿或不举。想要了解不举的病理，得先清楚勃起的生理。简单地说，阴茎勃起是化学作用加物理原理造成的：无论是局部感觉神经受刺激，还是来自大脑的情欲冲动，只要兴奋了控制阴茎血管的副交感神经，造成局部微动脉舒张，使得流入阴茎的血液增加，将纵贯阴茎的三条海绵体组织充血，阴茎就会像液压器一般，挺了起来。

不是很久以前，医学界普遍认为不举以心理因素居多，像是在有压力及紧张时，兴奋了交感神经，并抑制了副交感神经，造成周边血管收缩，就不利于勃起。这种现象在青壮年男子偶尔都会发生，可不药而愈；但在上了年纪的人身上，就不全是心理因素，器质性毛病占了相当高比例。对后者而言，万艾可就有莫大的帮助。

当初辉瑞药厂研发万艾可,针对的是心脏病而非性功能障碍患者。心脏病主要是供应心肌血液的冠状动脉阻塞,导致心肌梗死而造成。因此,新药的目的在舒张冠状动脉,以增加心肌的血流供应。只不过在进行临床试验时,发现该血管舒张药对冠状动脉的作用不大,反有头痛、鼻塞及影响视觉等副作用,因此药厂决定放弃试验,并要求参与试验者将未用完的药物缴回。

让研究人员好奇的是,许多男性受试者似乎并不乐意配合,有的反要求继续使用该药。在主事者旁敲侧击下,发现该药似乎增进了受试男性的性功能,也就是勃起。换句话说,新药对冠状动脉的作用不大,却对某些组织的微动脉血管功效卓著(包括鼻腔的海绵组织)。万艾可因此诞生。

男性雄风,可说是男人最在意却也最不愿启齿的事。古今中外,壮阳的偏方从未少过,但绝大多数都是安慰剂,没有真正的生理作用,平白牺牲了好些雄性动物的生命。万艾可以及衍生药物的诞生,除了给老男人带来新生外,另一批受惠者当是野生动物。

性行为的生理属于本能,接受的是自主神经以及反射弧的控制。在脊髓损伤或脑死昏迷的病人,都可能勃起。美国当代小说家约翰·欧文 (John Irving) 在《盖普眼中的世界》(*The World According to Garp*) 一书中就有个例子:盖普的母亲是位护士,第二次世界大战期间,照顾了一位脑部受伤的轰炸机机枪手;该昏迷中男子心智功能全失,阴茎却持续勃起。某天夜里,盖普的母亲骑乘于上，与之交合，也就怀了盖普。

再来，人在睡梦中也会出现周期性的性兴奋；那是由于睡眠期间，交感与副交感神经每隔90分钟左右会出现周期性的消长所致，并与快速眼动睡眠期（做梦期）同步（此时交感神经受到抑制，副交感神经则兴奋）。所谓的"晨勃"，只不过是其中最常让人察觉的一回罢了。

明代短篇小说集《警世通言》里有篇《况太守断死孩儿》，说有奸人觊觎貌美寡妇，却苦无机会接近，于是怂恿寡妇家中小厮晚上仰躺裸眠，让主母瞧见小厮睡梦中自然勃起的阴茎；几晚下来，寡妇终于难忍诱惑而失身。看来古人虽不懂生理机制，却是生理现象的观察高手。

Q 什么是"避孕药"？

人体诸多激素里，尤以性腺分泌的性激素引起的话题最多；从青春期男女性征的出现，到女性月经周期的控制，再到怀孕哺乳，都离不了它们。再有，运动员禁药、避孕药，以及停经后激素补充疗法，也都是性激素的天下。

性激素分雄激素(androgen)与雌激素(estrogen)两大类，由睾丸及卵巢这两个男女性腺分泌。两者在化学构造及作用方式上近似，可说是一体之两面，但在分泌形态及控制上，雌激素远比雄激素来得复杂，也更有趣，主要是女性有月经周期，男性则无。

所有激素的生成与分泌，都受到严格的控制，雌激素也不例外：卵巢分泌的雌激素受下丘脑及脑垂体分泌的激素控制，雌激素则回过头来抑制下丘脑及脑垂体的分泌，是为"负反馈"。每个月随着卵巢里卵细胞的发育，雌激素的分泌量会逐渐增多；到了周期中段，高量的雌激素转向"正反馈"，导致下丘脑及脑垂体出现短暂但高量的激素分泌，而造成排卵。排出的卵若没有受精，卵巢分泌的雌激素（还包括另一种孕激素）又会下降，导致子宫内膜剥落，月经来潮。

月经周期中雌激素的大幅起落，似乎是成年女性不可避免的自然现象，非得等到停经后方止。事实上，与早婚、多产且亲自哺乳的古代妇女相比，现代女性的晚婚及节育，其实并不自然。由于怀孕及哺乳期间，月经周期大抵是停顿的，因此古代妇女终其一生，并不像现代妇女那样，会经历那么多次的月经周期，身体也不会受到那么多次性激素升降的冲击。有人提出假说：现代妇女多乳腺癌、子宫内膜异位、子宫肌瘤等妇科毛病，可能与此有关。

如果上述假说属实，倒是有现成的预防之道可用，那就是服用避孕药。其实避孕药的成分，就是低剂量的雌激素（或者加上孕激素）；利用雌激素的负反馈作用，抑制下丘脑性释素与脑垂体性腺刺激素的分泌，也就抑制了卵的成熟、雌激素的大量释放、排卵，甚至月经来潮。在一般人的想法里，没有月经是不自然的；但对身体而言，少来几次月经，才可能是更自然的。

利用雌激素避孕的想法早于20世纪40年代就有人提出，但因雌激素来源不易，所以未能量产。雌激素与孕激素都属于类固醇激素，人工合成的步骤繁复；早期有人从孕妇的尿液中提炼，后来则用上大型怀孕哺乳动物（比如牛、马）的尿液，但产量仍然有限，不足以制造大批药剂。一直要到20世纪40年代中期，化学家罗素·马克（Russell E. Marker, 1902—1995）成功地从墨西哥土产的地薯中提炼出大量的性腺激素原料之后，人工制造性腺激素才变成可能。

避孕药的研究，是在两位女性运动先驱的推动下才开始的。为了支援玛格丽特·桑格（Margaret H. Sanger, 1879—1966）的"家庭计划"（"控制生育"的委婉语）运动，凯瑟琳·麦考米克（Katharine D. McCormick, 1875—1967）自1951年起，以大笔经费赞助美国生理学者格雷戈里·平卡斯（Gregory G. Pincus, 1903—1967）着手避孕药研究。平卡斯在美籍华人学者张民觉（Min-Chueh Chang, 1908—1991）及妇产科医生约翰·洛克（John Rock, 1890—1984）的协助下，于1956年取得成功。

第一种以避孕为名目的口服药"安无妊"（Enovid，又译"异炔诺酮"）于1960年取得美国食品及药物管理局（FDA）许可得以上市，因而开启人类历史的新页。如今，避孕药问世已满六十年了。

对于女性的身体自主权、工作权以及两性平权的贡献之大，可以说是无以复加；至于20世纪60年代的性革命是否由避孕药而起的争论，犹其余事。

Q 激素补充疗法的功过有哪些？

生老病死是生物的宿命，只不过不甘受限的人类却想出种种办法控制生育、减缓老化、防治疾病，以求活得更久。如今，不论什么时候生孩子、生几个，都在现代人掌握之中。再者，人也不像其他动物那样，一过生殖年限，就离大去之日不远，而是能继续活个几十年。

女性停经的根源，是卵巢里已无可用之卵，连带着雌激素的分泌也大幅下降。雌激素分子极小又属脂溶性，轻易就能进入细胞，作用在染色体上，启动许多基因的表现。雌激素的作用广泛，除了与生殖系统有关的组织器官外，举凡神经、血管、骨骼、肌肉、血液等全身组织，都在影响之列。

妇女停经初期，常有许多症状，像是热潮红、盗汗、失眠等，多是因为下丘脑少了雌激素的负反馈作用，而出现的暂时性失调。此外，少了雌激素的保护，停经后妇女心血管疾病增多，骨质流失加速，才是更大问题。因此，给停经妇女补充些雌激素，不仅能消除停经症状、预防疾病，还可长葆青春，何乐不为？

然而长期补充雌激素所引起的疑虑，也从没少过；雌激素对身体除了有保护作用外，还可能促进细胞增生以及生成凝血因子，而增加肿瘤及中风的风险。于是美国国家卫生院（NIH）在为期十五年、花费七亿美元的"妇女健康提案"大型计划下，进行了停经后激素补充疗法的临床试验。

这项试验于1998年展开，共有两万七千多名妇女参加。结果NIH在2002年宣布，服用雌激素及孕激素组的受试者，心脏病、中风、乳腺癌及血栓的病例都有增加，因此试验提前叫停；该报告一出，造成医学界及使用者极大恐慌，"激素补充疗法"顿时成了肮脏字眼，生产雌激素的药厂股票也大跌。

然而过了五年，又有一批新的报告出现，指出当年NIH对结果的解读，没有考虑受试者的年龄，而不尽正确。原来，参与NIH试验的妇女平均年龄是六十三岁，离开停经已超过十五年以上，若是拿五十来岁、停经不久的妇女进行试验，则有截然不同的结果：心脏病的风险反而有所下降，同时伴随有较低的骨折、糖尿病以及直肠癌的风险；至于血栓及中风的风险仍是上升的。

长期补充性激素的争议离结束还早，人类试图干预自然的努力也不会就此中止。天下事有其利必有其弊，想要只取一端，只怕是不切实际。

乳房的美丽与哀愁

乳房是哺乳动物共有的特征,与体表的皮毛甲羽一样,都是表皮细胞的特化构造,且与汗腺近似,属于分泌性腺体细胞。乳腺的主要功能是提供新生子代的食物来源,因此是五千多种哺乳动物赖以存活的重要构造;但人类乳房也经常成为新闻话题,从公共场所哺乳室的设置,女星露点或挤事业线,到乳腺癌高居妇女癌症发病率首位不等,可说是让人爱恨交织。

人类乳房的发育有三个阶段:胚胎期、青春期及怀孕期。男性一般只经第一期,有乳头而无其他组织的发育(男性女乳属于病态);至于绝大多数雌性哺乳动物的乳房,要到头一次怀孕及哺乳时才完全发育,之后不用时又萎缩,但只有人类不同:从青春期就开始发育大半,明显突出体表,成为女性吸引目光焦点的重要性征。

由于乳腺要到初次怀孕及哺乳时才真正发育完全,因此对高龄怀孕且不亲自哺乳的许多现代妇女来说(不婚不生的就更不用说),乳房里未完全发育的细胞就像许多颗不定时炸弹，不知何时会失控而恣意生长。

乳腺癌是最早有信史记载的癌症，可上溯至四千六百多年前埃及古王国时期名医伊姆霍特普（Imhotep，电影《木乃伊》里的悲剧人物即以他为本）的病历记录；再来是两千五百多年前波斯皇后阿托莎（Atossa，大流士之妻）的乳房出现流血硬块，并在群医束手无策时，让奴隶用刀切下而痊愈。

外科手术一向是乳腺癌治疗主流，因为病灶切除容易，不会伤及重要器官。只不过乳腺癌切除的成功率虽高，复发的比例也高，使得心高气傲的外科医师在丧气之余，越切越深，从19世纪末就有乳房根治术（radical mastectomy）的出现，不但将整个乳房切除，还深入胸大肌、锁骨、腋窝甚至胸骨下方，造成病人手术后肩膀向前塌陷，手臂无法向前及侧面伸出，造成一辈子的痛苦。如今已有许多临床试验显示，就乳腺癌复发率、死亡率及转移率而言，局部切除与彻底根除之间，并无差别；因此，过去许多乳腺癌患者可能受了不必要的折磨。

乳腺在不同发育期接受了多种不同激素的刺激，为体内组织数一数二。因此利用某些乳腺癌细胞倚赖激素的特性，目前已有阻断这些激素作用的专一疗法问世，包括阻断雌激素受体的三苯氧胺（tamoxifen）或人类表皮生长因子受体的赫塞汀（Herceptin）等；虽然这种疗法不适用于所有病患，但为乳腺癌靶向疗法跨出成功的一步。

预防胜于治疗。从流行病学研究可知，乳腺癌发病率与基因（BRCA1，BRCA2等）、初经停经和怀头胎的年纪（初经越早、停经及初次怀孕越晚,概率越高)、哺乳与否(亲自哺乳有保护作用)、体重及年龄都有关系。除了不能改变的因子外,由饮食、生活习惯造成的肥胖,是可以避免的。亚裔妇女的乳腺癌罹患率一向比白种人低,但随着经济发展、生活方式逐渐西化后,也节节升高,并随年岁越长,发病率更高,所以,健康的生活方式是卫生教育必须加强倡导的。

及早检测、及早治疗是医疗的基本原则,但乳腺癌检测的准确度、花费与治疗的成效,一直未有定论;像伪阳性带给人不必要的折磨,伪阴性则让人错失治疗良机,都是问题。一项长达二十六年、多达247000名瑞典妇女参与的乳房X光检查的群体研究结果于2002年公布,人们发现这对五十五岁以上的妇女有显著降低死亡率的好处,对年轻妇女的好处则不明显,因此几年前美国有新的检验准则出现:年过五十以后每年检测即可。

乳房本是实用构造,在人类演化过程中成了性感象征,如今又变身疾病温床,可真是集美丽与哀愁于一身。

 安吉莉娜·朱莉为什么要切除乳房?什么又是乳腺癌基因检测?

 2013年5月14日,美国女星安吉莉娜·朱莉投书《纽约时报》,揭露自己带有一个突变的BRCA1等位基因,将来罹患乳腺癌及卵巢癌的风险分别是87%与50%，于是她选择了切除双侧乳房的预防性手术（卵巢切除也在计划中）。由于安吉莉娜·朱莉出道至今都以性感著称，因此她的这番赤裸告白成了热门新闻，也掀起了一阵评论热潮。

虽然大多数评论都赞扬安吉莉娜·朱莉的勇敢与无私，但也有不少人指出乳腺癌基因的检测所费不赀（超过3000美元），不是人人都负担得起；同时她选择保留乳头以及重建乳房的手术方式，花费高不说，还引来女权主义者的挞伐，说她仍未能忘情性感的身材云云。

关注人类基因研究的人想必记得，人类基因组计划早于2003年前就正式完成，人类23对染色体上的所有碱基序列都已解读。同时，随着技术的进步，测定一个人完整基因组序列的时间与花费也呈指数下降：从一开始的花费数年及上亿美元，到如今只需几天时间及不到10000美元；近期目标则是降到10分钟及1000美元。因此，我们不禁要问：既然全基因组测序已然如此便宜，那为什么检测几个致癌基因还要那么贵？

答案很简单：乳腺癌相关基因BRCA1及BRCA2受到美国专利保护，而专利权由位于犹他州的麦利亚德基因科技公司（Myriad Genetics）持有。这点一如受专利权保护的药物：在专利期间可以卖得奇贵无比，等专利到期后，才会有便宜得多的学名药出现。不过基因与药物有个根本的不同点：基因原本就存在于每个人体内，受专利保护的药物则是由药厂研发生成。因此，天然存在的基因是否能申请专利，一早就是具有争议性的问题。

生物科技产业的兴盛，与操弄基因的技术进展息息相关。从20世纪80年代起，许多学术中人将其发现申请专利，并成立私人公司营业，因此致富；连带想分一杯羹的大学也开始热衷产学结合，让学术界染上不少铜臭，乳腺癌相关基因的发现就是出名的例子。其实最早（1990）发现有乳腺癌基因存在的是加州大学的研究人员，他们甚至已确定了该基因在染色体上的位置，但基因的分离及定序则被麦利亚德公司及犹他大学抢先一步，并申请到专利。

美国专利局授予基因专利，已有三十年历史，争议始终不断。由于专利保护，使得医检人员只有一种检测试剂可用；索价昂贵不说，还没有寻求第二意见的机会。多年前就有位乳腺癌病人为此提出诉讼，2012年则由分子病理协会具名，向麦利亚德公司提告。经过层层法院的审理与上诉，2013年6月14日美国最高法院的九位法官终于得出一致裁决：天然存在的基因不能授予专利。因此，包括两种乳腺癌基因在内的将近两千种人类基因的专利都一并失效。

且不论天然存在的基因本就不该授予专利，就说包括乳腺癌基因在内的多数基因研究，都是由政府拨放的计划经费支助，也就是纳税人的钱。多年来，少数人及所属大学利用研究成果成立公司，谋取私人利益，实属不道德行为。美国高等法院的裁决，算是迟来的正义。

第十一章

免疫系统

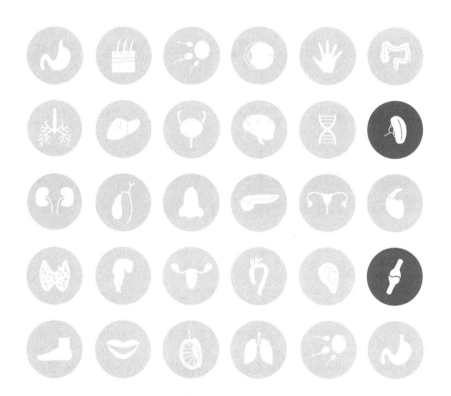

身体的防御机制

传统生理学教科书里有"身体的防御机制"一章,谈的就是身体的免疫系统。然而20世纪中叶以后,免疫学结合了微生物学及分子生物学,而有日新月异的进展,早已独立成一门坚实的学问,非生理学者所能尽识。但归根究底,免疫仍是人体生理的功能之一。

免疫系统是身体的防卫系统,负有警戒、防御、歼灭以及修复等功能,不只针对外患,也有弭平内乱之功。一如人类社会建立军队以自保(发动侵略就不提了),免疫系统也拥有各式军种。除了没有空军外,免疫系统有驻扎各地防守的陆军,有在血液里巡弋的海军,也有离开血管进入组织前往战区(受伤发炎)的海军陆战队,更有侦查歼灭体内叛变细胞的宪兵特勤,不一而足。至于使用的武器也是五花八门,有的进行包围,有的近身肉搏,有的将敌人一口吃进肚里,有的则放出化学弹药灭敌。其战事之惨烈、死亡之众多,绝不亚于人类社会之战争。

免疫系统在身体里自成一国,骨髓、胸腺、淋巴结等器官为其大本营,循环系统及淋巴系统为其主要运输管道,全身所有器官组织则为其活动范围。淋巴系统的组成成员众多,白细胞、淋巴细胞、巨噬细胞、肥大细胞等为其大宗,再往细分则族繁不及备载。其中尤以分泌抗体的B淋巴细胞与功能众多的T淋巴细胞最为重要,分别负责所谓的体液免疫与细胞免疫。

免疫系统的成员之间,主要靠分泌各种细胞活素进行沟通。无论通风报信、调兵遣将、养兵募兵,以至于进行攻击,靠的都是这批作用类似激素(内分泌激素)的化学信使。除了在内部互通有无外,这批细胞活素还造成发烧、倦怠、全身酸痛等症状;换句话说,就是告诉我们:生病了,要休息。

除了自备联络系统外,免疫系统也受神经与内分泌系统的调控;其中尤以自主神经系统与脑部下丘脑、脑垂体及肾上腺连成一线的神经内分泌系统最为重要。肾上腺皮质分泌的皮质激素对免疫系统的作用最大,从短期的刺激到长期的压抑,不一而足。

一如国家军队,养兵千日,用在一时,体内免疫系统最好也是备而不用,否则代表身体某处出现内忧或是外患。免疫系统的功能过高或不足,都是问题:前者包括自体免疫疾病(风湿性关节炎、红斑狼疮、1型糖尿病、多发性硬化症、甲状腺功能亢进或低下、重症肌无力症……)以及各式各样的过敏毛病;后者则出现先天及后天免疫缺陷,它们都是严重症状,让人容易遭受各种感染而生病。当今人类社会最主要的后天免疫缺陷疾病,就是由病毒感染T淋巴细胞造成的艾滋病。

免疫系统的正常运作，代表个人的身体健康；只要保持饮食起居正常（譬如缺乏睡眠会降低免疫细胞活性），避免长期压力（压力会激发上述的神经内分泌系统，压抑免疫系统），就能长保健康。其余各种食补药补增强免疫力的宣称，不是道听途说，就是心存牟利之言，听听可也，不必当真。

 什么是"发炎"？发炎是好事还是坏事？

每个人从小到大，难免都受过或大或小的外伤，从单纯的摔倒擦伤、皮肉割伤或碰撞瘀伤，到严重的刀伤、烫伤、枪伤或炸伤等，不一而足。不管是哪种原因造成的身体伤害，也不论严重程度如何，有项基本的身体反应是一致的，那就是发炎。

发炎属于先天免疫反应，也就是不需要学习与记忆就具有的非特异性免疫反应；体内只要有外物入侵及/或细胞组织受损，就会导致发炎。发炎反应有四大特征：红、热、肿、痛，是每位受过伤的人都经历过的，早在两千多年前，就由古罗马医学家凯尔苏斯（Aulus Cornelius Celsus，约 25 BC— 50 AD）记录在册。还有后人加上"功能丧失"一条，但不是那么通用。

产生红热肿痛的原因，包括：微动脉放松，局部血流量增多与局部细胞代谢率增高；微血管渗漏，引起血浆溢出，组织间液膨胀；痛觉神经末梢受到发炎物质的刺激等。而引起这些反应的因子，则包括一整批位于血液及组织当中的化学物质；这些化学物质最重要的来源，是肥大细胞。

肥大细胞属于免疫细胞的一员，也源自骨髓的造血干细胞，但它们在发育过程中会离开血液进入全身组织，成为驻防在地的细胞。肥大细胞的细胞质内含有许多分泌囊泡，里面就含有各种引起发炎反应的物质，包括组织胺、细胞活素、趋化因子及蛋白酶等；这些物质在肥大细胞受到刺激而活化时，就会释放到细胞外。此外，活化的肥大细胞还会生成许多局部作用的旁分泌因子，譬如前列腺素、细胞活素与生长因子等。这些发炎因子除了引起红热肿痛等反应外，还会吸引血液中更多的白细胞前往发炎现场（趋化作用）。这些白细胞中有的会进行吞噬作用，以清除入侵的微生物及受损死亡的细胞；有的则会释放有毒以及在细胞膜上穿洞的化学物质，以杀死微生物。

至于血液中参与发炎反应的因子，主要是一群称为补体的蛋白。平时这群蛋白以不活化态存在血液中，但只要有起头的一个遭到活化，就会引发连锁反应，一个接着一个地活化。补体的作用除了引起红热肿痛等发炎反应外，还会协助吞噬细胞辨识入侵的微生物，以及在微生物的细胞表面穿洞，造成微生物死亡等。引起补体活化的路径有好几条，起始点则都是由入侵的微生物所引起。

血液中还有一群称为激肽的蛋白，也会在发炎反应中遭到活化；其中称作缓激肽的一员，会刺激痛觉神经末梢，引发受伤发炎处出现持续的疼痛。痛觉是体内的警报系统,告诉我们有身体组织受伤了,需要进行必要的医疗措施。缺少痛觉的人在受伤后(甚至将危及性命)毫无所觉,绝对是非常危险的事。

综合上述,发炎反应是身体对抗外物入侵及组织伤害的重要措施,虽然造成一些不舒服之感,但也是必要之恶,好处大于坏处。发炎反应的强弱,视伤口大小及入侵微生物的数量及种类而定;发炎一般都是从身体局部的反应开始,但严重的可能引起全身性反应,如发烧、倦怠等,更严重的还可能造成败血性休克。

当入侵微生物遭到清除,受伤组织复原后,发炎反应即告终止;但有些微生物韧性甚强,不会被白细胞杀死,而是被包围起来,形成肉芽肿,因此造成长期(慢性)的发炎反应。甚至在许多自体免疫疾病的患者体内,免疫细胞会转而攻击自身细胞,不断引起特定组织或全身性的发炎反应,而造成伤害。因此,体内有任何长期发炎反应存在,都是警讯,需要正视。

 疫苗功过知多少?

 人类社会曾出现夺命无数的流行疫疾,史不绝书。年过半百人士想必都记得,幼时天花、小儿麻痹、霍乱、日本脑炎等传染病大流行，造成人心惶惶，近年只有新冠疫情差堪比拟。至于白喉、破伤风、百日咳、会厌炎等致命性传染病，早已不再是现代人的共同记忆，这自然要拜防疫成功所赐。

人类在20世纪取得对传染病的胜利，有几个里程碑：病原菌的发现与了解、公共卫生的建立、病媒的控制、隔离检疫的措施、抗生素的发现，以及疫苗接种等都是，其中疫苗接种的功效尤为卓著。以1977年已被根除的天花为例，现代人大都已经遗忘天花的高传染性（几乎无人幸免）、高致死率（高达1/3，历史上总计约有五亿人死于天花），以及可怕的后遗症（眼盲、麻子等）。但自1798年英国人琴纳发明种痘以来，历经许多猜疑反对，人类终于消除了这个恶疾。

疫苗接种的原理，是借重人体本身的免疫系统，让体内负责抵抗外侮的淋巴细胞先行接触杀死或减弱的病原菌或其毒素，形成记忆型淋巴细胞，可让身体在碰上真正的病原菌入侵时，能迅速且有效地反击，不让病原菌有落脚为害的机会。但这种保护功能并非百分之百有效，对高度传染性病原菌而言，接种率要在90%以上才能达到群体免疫（herd immunity），这也是要求全面接种的理由。

在疫苗接种的普及与成功之余，也出现过一些由接种造成伤害的个案报道；甚至有人刻意强调疫苗的副作用，而放大其风险。反对疫苗人士最常持的理由包括：接种的时间太早、疫苗种类太多、间隔时间太密，以及疫苗里含有害成分等，似乎言之成理，但也都经不起学理检验，且缺乏证据支持。

话说人体免疫系统是少数在胚胎发育期就接近成熟的系统，因为新生儿从通过母亲产道那一刻起，就得面对数以千万计的微生物环伺的世界。新生儿原本无菌的胃肠道在出生后几天，就有数以兆计的细菌进驻（皮肤、上呼吸道、外生殖器亦然），每个细菌都带有数千种可引起免疫反应的成分；再加上种类同样繁多的病毒，新生儿的免疫系统根本不会在乎多几种由细菌或病毒蛋白制作而成的疫苗。因此，在新生儿体内来自母体的抗体消失，以及还没接触致命性病原菌之前注射疫苗，是绝对必要的预防措施。

至于疫苗里的其他成分，有培养微生物过程中的残余物（鸡蛋白与牛血清）、有为防止其他细菌或病毒污染的杀菌剂（甲醛、抗生素与目前已停用的硫柳汞）、有加强免疫反应的物质（铝盐），其含量都不比人体本身或环境中的含量高，不至于引起中毒。虽说这些物质的使用都超过半世纪，也一再有研究证实其安全性，但还是有人昧于事实，信口开河。

问题是从小圈子生活起家的人类，通常只看重个案，对大数字并无多少概念；同时人脑也习惯于在前后发生的事之间建立因果联系，以符合熟悉的模式。像动辄数以百万人次计的疫苗接种，难免有人在接种过后罹患某些疾病；除非该事件的发生率与未接种族群的自然发生率相比有统计的显著差异，否则不能径行认定与疫苗接种有关，尤其是在缺少学理证据的支持的时候。

2011年8月底，隶属美国国家学会的医学研究院发表了长达六百多页的报告，那是由某个特别委员会针对八种疫苗的副作用，分析了超过一万两千多篇的期刊论文，花了三年时间才完成的大工程；其主要结论是，疫苗接种与自闭症、糖尿病、面瘫、气喘等病症无关。该研究的目的，就是为了平息近年来美国许多反疫苗人士所引发的争议，这些反疫苗人士的言论，让许多父母心生疑虑，延迟甚或不让自己的小孩接种疫苗，反而造成许多传染病的流行，危害到公共卫生。

比起其他药物来，疫苗的研发与质量管理更加严格费时，也更容易挨告（任何真假征候都可以与之扯上关系）；此事攸关公共卫生，政府是必须支持的，否则如果没有私人药厂愿意冒风险投资，到时受害的可是一般大众。

第十二章
生理和疾病的关系

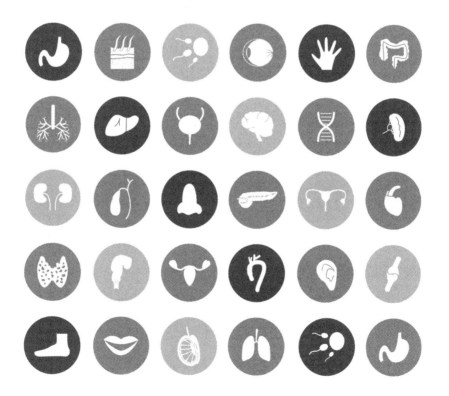

第一节
生理与病理

　　到目前为止，本书谈的都以身体的正常运作为主，也就是生理这门学问的内容；但本书不时也提到一些身体出现问题的情况，譬如阿尔茨海默病、植物人、糖尿病、高血压、阻塞性肺病与腹泻等。其实这是再自然不过的事，因为老、病、死是生物的宿命，对于意识到肉体终将腐朽或是身受病症所苦的人，祛病延年是他们共同的渴望，医药这个行业也因此而出现；只不过想要了解身体哪里出了问题，又要如何救治，就必须先了解身体的正常运作。所以，生理出了问题，就成了病理；生理病理原是一家，身体功能的两面。

　　人为什么会生病呢？最明显可见的原因是受伤：有些是自己不小心造成的摔伤、割伤、烫伤、冻伤等，其他则是由外力造成的伤害，譬如撞伤、殴伤、枪伤、炸伤等；对以狩猎采集维生的人类祖先而言，还要加上野生动物的伤害。

再来，是受到病原菌的感染：无论细菌、病毒、霉菌还是寄生虫，都是可能的元凶。这个病因算是相当晚近的发现，因为多数病原菌肉眼不可见，因此之前人们都归罪于不洁的食物、水或空气等因素，甚至怪力乱神的说法。

另一个大宗疾病的起源，是天生的；比如许多人生下来就存在弱智（如唐氏综合征）、畸形（如四肢残缺、兔唇等）、感官或运动失调（如色盲、失聪、脑性麻痹等）、内脏缺陷（如心脏病），以及许多难以解释的代谢功能缺失（如纤维囊肿、苯丙酮尿症等）。在遗传基因为人所知以前，这些先天疾病都被归诸凶兆、报应或鬼神等因素，也造成许多家庭悲剧。如今我们已知，基因控制了身体所有蛋白质的信息；如果基因发生突变，蛋白质也可能出现变化。有些改变可能没有明显的影响，有些就可能造成身体构造或功能的缺失，也就出现了各式各样的遗传疾病。

此外，还有一个重要的疾病成因：由身体内部自发产生，比如各种退化性疾病、自体免疫疾病以及癌症等。癌症的成因，将于下一节详细介绍，但归根究底，是基因发生变化，导致细胞出现不可控制的分裂以及其他特性。退化性疾病的成因，除了由正常耗损及细胞老化死亡造成外（如关节炎），也可能有外力伤害、病原感染或基因突变等因素参与，导致细胞、组织及器官的构造与功能加速退化。自体免疫疾病的成因，则是负责防御外侮的免疫系统出了问题，转而攻击自身的细胞组成，而导致各式各样的疾病。

晓得疾病的成因，也就有可能指出预防与治疗之道；医学的进步，就是从经验之学一路进步到科学的过程。人不可能长生不老，但可以活得健康；拥有合乎生理与病理常识的生活之道，才是常保健康之道。

第二节
癌症的前世与今生

癌症是什么病？是老年病、环境与生活习惯病、免疫病，还是基因病？

根据台湾地区卫生部门公布的民众十大死因，恶性肿瘤（癌症）持续多年蝉联榜首；因癌症而死的人数，比排名第二到第四的心脏病、脑血管疾病及肺炎总加起来还多，平均每十来分钟就有一人死于癌症，看了不免让人心惊。

癌症除了发病率与致死率偏高之外，还以种类繁多与病因不明著称，加上许多癌症的治疗困难、预后不佳，以至于人人闻癌色变。也正因如此，坊间打着教人防癌抗癌名目的书籍，可谓汗牛充栋；只不过其中有科学根据的少，引喻失义、一厢情愿，甚至存心欺骗以牟利者占了绝大多数，以至于让一般大众无所适从。

有人或谓癌症是现代疾病，其实不然；从外在可见的肿瘤与溃疡，到体内组织增生造成的饮食或排泄障碍、呼吸困难与身体耗弱，史不绝书。只不过肿瘤组织不易保存，故实质证据难寻；目前已知最古老的癌症证据，是在秘鲁南端一处沙地坟场发现的一具风化尸体，已有千年历史，上面留有骨肉瘤的痕迹。

虽说各年龄层都有人罹癌，但癌症基本上是老年病，其发病率与年龄成正相关，且以指数上升，这也是现代长寿社会多癌症的主因。至于为什么老人容易发病，除了免疫力下降以及身体累积了一辈子的缺失外，还与癌症的根本肇因有关。已知癌症与遗传、微生物、辐射、化学物质及生活习惯等因素都有关，但归根究底，是细胞里的基因与基因的调控出了问题。

人由一个受精卵开始，到后来长成由几十兆（10^{13}）个细胞组成的身体；人体细胞分裂复制的本事之高，可见一斑。多数细胞在分化成熟后，就失去继续分裂的能力，只留下少数干细胞，供组织器官更新修补之需。人体每天都有数以千亿计的血液细胞，以及位于肠道内衬与皮肤的表皮细胞，进行死亡与新生的更替（成年男子还要加上精子），这可能是一般人想象不到的。

因此，细胞里总有相互制衡的两股力量，一种是促进细胞分裂的原致癌基因（proto-oncogene），另一种则是不让细胞继续分裂的肿瘤抑制基因（tumor suppressor gene）；如果前者失去控制及／或后者遭到破坏，细胞就可能失控而癌化。所以癌症的真正敌人来自细胞本身，可谓祸起萧墙。

此外，细胞原本都有限定分裂次数与自我凋亡（apoptosis）的机制，以避免过度生长；这两种机制受阻，是另一个促使肿瘤生成的原因。再者，肿瘤长大到一定体积，单凭分子扩散作用，不足以提供肿瘤内部细胞的物质交换之需，因此刺激新血管生成，是维持肿瘤存活及增殖的必要条件。最后一点，肿瘤细胞要从原始所在转移他处（癌细胞的致命行为），还需要一系列的酶的帮忙。

无论是细胞生长因子、肿瘤抑制因子、细胞凋亡因子、血管生长因子、细胞亲和分子，以及蛋白基质分解酶等，都是基因的产物；因此，说癌症是基因出错造成的疾病，也大抵正确。再者，只有一个基因出错并不至于致癌，细胞得累积好些个基因的突变，才有可能失去控制。基因突变可能于细胞分裂时随机产生，也可能由外来致癌物质引发，总之，都需要时间。因此，癌细胞的产生绝非一朝一夕之功。人活得越久，罹患癌症的风险自然也就越高。

此外，身体的免疫细胞，也会侦测体内的癌变细胞，并予以清除。患有先天或后天免疫缺陷疾病的人，不仅容易遭受感染，也容易生出肿瘤。上了年纪的人，免疫侦测系统的功能不如以往，是另一个容易生癌的因素。

晓得这些，并不是说人老了就一定会得癌症；但我们可以说，除了个人的先天基因组成无法改变外，某些饮食生活习惯、职场工作环境，以及细菌病毒感染等，都有可能增加罹癌风险。降低这些风险，是我们可以也应该做到的。

由于癌细胞可于全身上下器官组织出现，因此疗法也不止一途。20世纪以前，只有手术切除，之后才有放射疗法辅助。只是这两种治疗方法不适用于所有癌症（如白血病及已经转移的癌症），再来难免有漏网之鱼，因此预后不尽理想。

第一个试图阻断癌细胞分裂的化学药物治疗，迟自1948年才出现。化疗主要是对正在分裂的细胞加以阻断；但除了癌细胞外，体内正常分裂的细胞也难以幸免。这种"杀敌一万、自损三千"的做法，可是有一段漫长的血泪史。七十年后的今天，化疗已成癌症治疗主流方法，也卓有成效；此外还有更具专一性的免疫疗法、基因疗法与激素疗法出现，给病人带来更多希望。

小议养生

中国人养生的观念,历史悠久;以此为题的文章,可以庄子的《养生主》及嵇康的《养生论》为代表。比起后人伪托的医书《黄帝内经》来,这两篇文章的说理成分较重,也值得用现代眼光重新审视一番。

庄子的养生之道其实很简单;他认为只要顺应自然,就可"保身尽年"。至于如何办到,则说得不多。他借宰牛的庖丁之口,说只要顺着牛体的天然结构下刀,不硬碰硬,则可让刀保持锋利十年而不坏。梁惠王听了,也就自认懂得了养生之道。

此外,庄子还强调自由的天性不应受到拘束,好比野鸡觅食虽然辛苦,但也好过被关在樊笼里失去自由。再来,庄子以秦失吊祭老子为例,要人不必"遁天倍情"(违反常理、背弃真情),只要"安时处顺",就能"哀乐不入"。最后,庄子以"薪尽火传"作结,与今人"创造宇宙继起之生命"的说法,若合符节。

相比起来,嵇康的《养生论》更明确一些。该文有几个重点:

一、精神与肉体相辅相依("形恃神以立,神须形以存"),精神的重要性,甚至还在形体之上("精神之于形骸,犹国之有君也")。

二、无论声色芳香、美食醇酒还是喜怒哀乐,都可能伤身;而"身非木石",在"外内受敌"的情况下,将难以持久。

三、预防重于治疗;等到病发时再来救治,通常为时已晚("害成于微,而救之于着,故有无功之治")。

四、一般人之所以养生不成,主要是耐心不足,未能坚持到底,或是偏执小道,得过且过,以至于"万无一能成也"。

五、真正的养生之道,在于"清虚静泰,少私寡欲",因为"名位之伤德,厚味之害性"。只有无忧无虑、顺天和理,再加上灵芝山泉、朝阳弦乐,无为忘欢,而后身存。

嵇康的"身心健康"以及"预防重于治疗"等观点,相当进步;不过他对疾病成因所知无几,除了要人清心寡欲外,并没有什么实际有用的建议。但比起坊间许多自由心证的养生之道,搞不好还是无为来得好。

知名生物学家及作家威尔森(E. O. Wilson)认为,爱好自然是人的天性,源自生活在非洲大草原的人类远祖,并写在我们的基因之中。人处于大自然(哪怕是人造的)的环境中,会心舒体畅,好似回到母亲怀抱。由此观之,传统养生之道都要人回归自然,也就不足为奇了。

人名总表

A

阿托莎, Atossa
阿尔茨海默, Alois Alzheimer（1864—1915）

B

巴甫洛夫, Ivan Pavlov（1849—1936）
鲍比, Jean-Dominique Bauby（1952—1997）
贝利斯, William M. Bayliss（1860—1924）
贝尔纳, Claude Bernard（1813—1878）
布鲁希纳, Stanley Prusiner（1942—　　）

F

菲尔绍, Rudolph Virchow（1821—1902）
费曼, Richard Feynman（1918—1988）

G

格尔绍, Michael D. Gershon（1938—　　）

H

哈维, William Harvey（1578—1657）
赫胥黎, Andrew F. Huxley（1917—2012）
霍夫曼, Albert Hoffmann（1906—2008）

霍奇金，Alan L. Hodgkin（1914—1998）

J

嵇康（223—262 AD）

伽伐尼，Luigi Galvani（1737—1798）

K

凯尔苏斯，Aulus Cornelius Celsus（约25 BC—50 AD）

坎农，Walter B. Cannon（1871—1945）

库夫勒，Steven Kuffler（1913—1980）

L

洛克，John Rock（1890—1984）

M

马克，Russell E. Marker（1902—1995）

马歇尔，Barry J. Marshall（1951—　）

麦金农，Roderick MacKinnon（1956—　）

麦考米克，Katharine D. McCormick（1875—1967）

N

能斯特，Walther H. Nernst（1864—1941）

O

欧文，John Irving（1942—　）

P

平卡斯，Gregory G. Pincus（1903—1967）

S

桑格,Margaret H. Sanger(1879—1966)

斯塔林,Ernest H. Starling(1866—1927)

雪莱,Mary Shelley(1797—1851)

T

唐南,Frederick G. Donnan(1870—1956)

特伦德伦堡,Ulrich Trendelenburg(1922—2006)

W

威尔森,E. O. Wilson(1929—　)

沃伦,J. Robin Warren(1937—　)

沃森,James D. Watson(1928—　)

Y

伊姆霍特普,Imhotep

Z

张民觉,Min-Chueh Chang(1908—1991)

专业术语表

A

阿尔茨海默病, Alzheimer's disease

安无妊, Enovid

B

胞器, organelle

闭锁综合征, lock-in syndrome

边缘系统, limbic system

扁盘动物门, Placozoa

表面活性素, surfactant

C

侧抑制, lateral inhibition

肠道神经系统, Enteric Nervous System

肠肌丛, myenteric plexus

肠胃感觉, gut feeling

肠抑胃素, enterogastrone

持续(永久)性植物状态, persistent / permanent vegetative state

雌激素, estrogen

次级主动运输, secondary active transport

促胰液素, secretin

D

单核苷酸多态性, single nucleotide polymorphism, SNP

单能干细胞, unipotent stem cell

单神经元记录, single-neuron recording

胆囊收缩素, cholecystokinin, CCK

蛋白耦合受体, G protein coupled receptor, GPCR

低阻力休克, low-resistance shock

颠茄, bella donna

电化学平衡, electrochemical equilibrium

电生理, electrophysiology

电位差, potential difference

动脉斑, plaque

动脉粥样硬化 (动脉硬化), atherosclerosis

动作电位, action potential

短暂受体电位, transient receptor potential

多巴胺, dopamine

多基因, polygenic

多能干细胞, pluripotent stem cell

多因子, multifactorial

E

二级传讯分子, second messenger

二聚体, dimer

F

反常睡眠, paradoxical sleep

非极性, nonpolar

非快速眼动睡眠期, non-REM

菲尔绍三要素, Virchow's triad

肥胖抑制素, obestatin

《弗朗肯斯坦》, *Frankenstein*

伏特, volt, V

G

《盖普眼中的世界》, *The World According to Garp*

感觉接受器 (简称 "感受器"), sensory receptor

膈神经, phrenic nerve

个性特质, character

共享道, across-fiber

谷氨酸, glutamate

光感受器, photoreceptor

H

海马体, hippocampus

赫塞汀, Herceptin

黑质, substantia nigra

横膈膜, diaphragm

呼吸性酸中毒, respiratory acidosis

化学感受器, chemoreceptor

活性氧, reactive oxygen species

霍乱弧菌, Vibrio cholera

J

饥饿肽, ghrelin

机械感受器, mechanoreceptor

肌电图, electromyogram, EMG

《基因·女郎·伽莫夫》, *Genes, Girls and Gamow*

激素 (荷尔蒙), hormone

极性, polar

脊髓中央管, central canal

节律器, pacemaker

《杰森一家》, *The Jetsons*

金属味, metallic taste

紧张型头痛, tension-type headache

静止膜电位, resting membrane potential

旧皮质, allocortex

K

咖啡因, caffeine

抗利尿激素, antidiuretic hormone

可兴奋细胞, excitable cell

克他明, ketamine

克雅病, Creutzfeldt-Jacob disease, CJD

库鲁病, kuru disease

快速眼动睡眠, rapid-eye-movement (REM) sleep

L

辣椒素, capsaicin

莨菪, henbane

离子通道, ion channel

利尿剂, diuretics

磷脂质, phospholipid

M

吗啡样肽, opioid peptide

麦角酸二乙基酰胺(迷幻药), lysergic acid diethylamide, LSD

麦利亚德基因科技公司, Myriad Genetics

脉冲, impulse

曼陀罗, datura

慢波睡眠, slow-wave sleep

慢性消耗病, chronic wasting disease

"没法感知时间", time-free

毛细胞, hair cell

梅斯卡灵, mescaline

门控型离子通道, gated ion channel

绵羊痒病, scrapie

膜片钳制单一离子信道记录, patch-clamp single-channel recording

《木乃伊》, *The Mummy*

N

钠钾泵, Na-K-ATPase

脑立体定位仪, stereotaxic instrument

脑垂体, pituitary gland

脑电图, electroencephalogram, EEG

脑干, brainstem

脑干死亡, brainstem death

脑死亡, brain death

内皮素, endothelin

内皮细胞, endothelium

内稳态, homeostasis

黏膜下神经丛, submucosal plexus

黏滞度, viscosity

凝血块, blood clot

凝血酶, thrombin

牛海绵状脑病, bovine spongiform encephalopathy, BSE

浓度梯度, concentration gradient

P

佩奥特仙人掌, peyote

偏头痛, migraine

平衡电位, equilibrium potential

Q

气味分子, odorant

气胸, pneumothorax

牵涉性痛, referred pain

前兆, aura

枪乌贼巨大轴突, squid giant axon

亲水性, hydrophilic

情绪, emotion

丘脑, thalamus

去分化, de-differentiation

去甲肾上腺素, norepinephrine

全能干细胞, totipotent stem cell

醛固酮, aldosterone

群体免疫, herd immunity

R

"人人为我, 我为人人", one for all and all for one

人类表皮生长因子受体, human epidermal growth factor receptor 2, Her 2

《人体生理与政治体制》, "The Body Physiologic and the Body Politic"

乳房根治术, radical mastectomy

朊病毒, proteinaceous infectious particle, prion

S

赛洛西宾, psilocybin

三苯氧胺, tamoxifen

伤害感受器, nociceptor

神经递质 neurotransmitter

神经放电, firing

神经生理学, neurophysiology

神经肽, neuropeptide

促肾上腺皮质激素释放激素, corticotropin-releasing hormone, CRH

肾单位, nephron

渗漏型离子信道, leaky ion channel

渗透, osmosis

渗透压, osmolarity

渗透压感受器, osmoreceptor

生物膜, biofilm

失血性休克, hypovolemic/hemorrhagic shock

视交叉上核, suprachiasmatic nucleus

视神经交叉, optic chiasma

适应, adaptation

受体蛋白, receptor protein

疏水性, hydrophobic

栓塞, embolus

双性分子, amphipathic molecule

水通道, aquaporin

水肿, edema

丝盘虫, Trichoplax

四氢大麻酚, tetrahydrocannabinol

松果体, pineal gland

T

"太空, 最后的未知领域", Space, the final frontier

唐南平衡, Donnan equilibrium

天使尘, angel dust, PCP

条件反射, conditioned reflex

同步化, entrainment

突触, synapse

团藻, Volvox

褪黑激素, melatonin

W

网状激活系统, reticular activating system

网状结构, reticular formation

微电极, microelectrode

微动脉, arteriole

微伏, microvolt, μV

味道分子, tastant

味觉感受器细胞, taste receptor cell

胃泌素, gastrin

胃抑肽, gastric inhibitory peptide, GIP

温觉感受器, thermoreceptor

X

细胞分化, differentiation

细胞活素, cytokines

细胞外场电位, field potential

细胞外液, extracellular fluid

细胞凋亡, apoptosis

下丘脑, hypothalamus

纤维蛋白, fibrin

笑气, nitrous oxide

心电图, electrocardiogram, ECG 或 EKG

心房钠尿肽, atrial natriuretic peptide

心情, mood

心因性休克, cardiogenic shock

心智, mind

新皮质, neocortex

《星际迷航》, *Star Trek*

杏仁核, amygdala

雄激素, androgen

休克, shock

秀丽隐杆线虫, C.elegans

血管加压素, vasopressin

血管紧张素, angiotensin

血浆, plasma

血清张力素, serotonin

血栓, thrombus

血细胞比容, hematocrit

血小板, platelet

血友病, hemophilia

Y

压力感受器反射, baroreceptor reflex

一氧化氮, nitric oxide

移动性血栓, thromboembolus

乙醇, ethanol

乙酰胆碱, acetylcholine

意识, consciousness

幽门螺杆菌, Helicobacter pylori

诱发点, triggered point

诱发电位, evoked potential

原致癌基因, proto-oncogene

Z

"战斗或逃跑反应", fight-or-flight response

知觉, perception

植物状态, vegetative state

致死性家族失眠症, fatal familial insomnia, FFI

肿瘤抑制基因, tumor suppressor gene

昼夜节律, circadian rhythm

专用道, labeled-line

转录, transcription

转录因子, transcription factor

转译, translation

转运蛋白, transporter

组织间液, interstitial fluid